Hilfe bei Magersucht & Bulimie

Dr. Annette Immel-Sehr
Dr. Rita Hermann

Hilfe bei Magersucht & Bulimie

Ein Ratgeber für Angehörige und Freunde

mit Fotografien von Sibylle Fendt

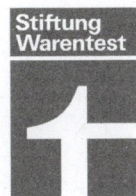

Inhaltsverzeichnis

6 Was wollen Sie wissen?

11 Wenn sich alles ums Essen dreht
13 Essstörungen haben viele Gesichter
21 Die Zeichen sind subtil
30 Kinder stark machen
37 Holen Sie sich Rat und Hilfe

41 Veränderungen einleiten
43 Ins Gespräch finden
49 Ohne professionelle Hilfe geht es nicht
55 Welche Therapieformen gibt es?
66 Was kann eine Therapie bewirken?
70 Den Weg unterstützen
76 Gefahr im Verzug

80 Die Geschichte von Lisa Thiem

85 Was bedeutet die Diagnose für Sie?
86 Wie konnte es so weit kommen?
92 Mit der Diagnose leben
97 Wie können Sie helfen?

102 Die Geschichte von Annika Hering

107 Sorgen Sie auch für sich
109 Der Akku ist leer
115 Treffpunkt Selbsthilfe
120 Ihre eigenen Baustellen angehen

122 Die Geschichte von Demet und Liva Güngör

56
Finden Sie gemeinsam die richtige Therapie

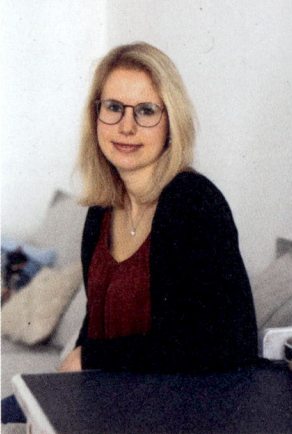

117
Nutzen Sie die Erfahrung anderer und nehmen Sie die Hilfe an

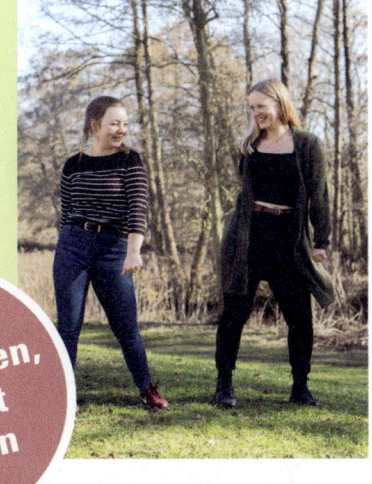

105 „Ich habe eine viel größere Lebensfreude als vor der Erkrankung."

Erfahrungen, die Mut machen

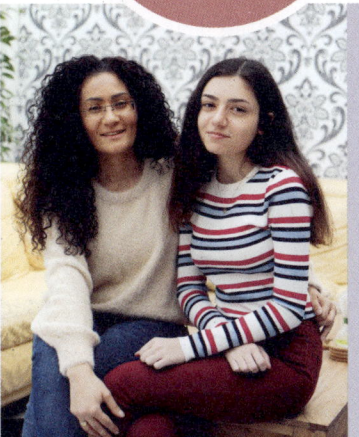

122 „Wir haben es nie verheimlicht und waren immer ehrlich – zu jedem."

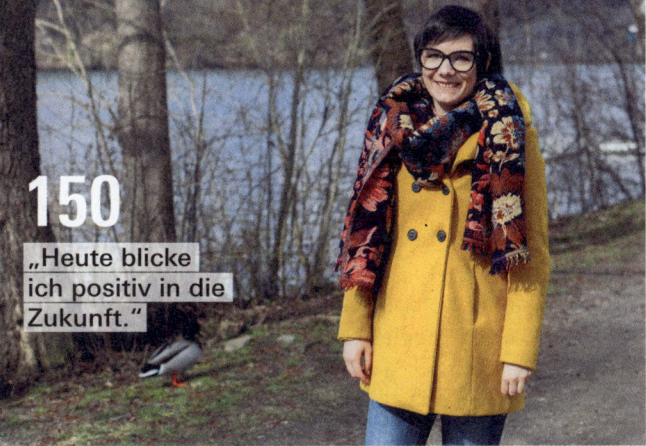

150 „Heute blicke ich positiv in die Zukunft."

127 Das Miteinander neu gestalten
128 Dem Essen den Schrecken nehmen
134 Vertrauen ist die Basis
138 Eine neue Gesprächskultur für alle
142 Einander wertschätzen

146 Die Geschichte von Christine Maciejewski

151 Bewusst in die Zukunft blicken
152 Nachsorge ist wichtig
159 Mit Rückfällen umgehen

164 Die Geschichte von Sandra Großhausmann

168 Hilfe
168 Gewichtstabellen
170 Adressen
172 Stichwortverzeichnis

Was wollen Sie wissen?

Ein auffallendes Essverhalten bei Kindern und Jugendlichen kann alterstypisch sein, aber auch auf eine Erkrankung hinweisen. Wenn eine Befürchtung zur Gewissheit wird, löst dies bei Eltern, Angehörigen und Freunden Ratlosigkeit, Angst und Sorge aus. Dieser Ratgeber ist für alle geschrieben, die eine betroffene Person auf dem Weg aus der Essstörung begleiten.

> **Ist es noch normal, wenn ein 15-Jähriger jeden Tag Sport treibt und sich einen strikten Ernährungsplan auferlegt?**

Die Frage lässt Sie nicht mehr zur Ruhe kommen. Sie kennen Ihr Kind und machen sich Sorgen, dass etwas nicht stimmt. Es wächst in Ihnen die Vermutung, dass hinter dem Verhalten eine Essstörung stecken könnte. Doch nicht jedes auffallende Ess- oder Bewegungsverhalten ist gleich eine Essstörung. Oftmals sind es nur Phasen, die wieder vorübergehen. In solchen Situationen ist es gut, wenn Sie sich informieren. Um die Verhaltensänderungen zunächst einmal besser einschätzen zu können, helfen Ihnen die Informationen im Kapitel „Die Zeichen sind subtil" ab S. 21. Wichtig ist: Ob es sich tatsächlich um eine Essstörung handelt, können nur Ärzte oder Psychologen beurteilen. Informationen, wo Sie sich weiter Rat und Hilfe holen können, finden Sie ab S. 170.

> **Ich bin mir ziemlich sicher, dass mein Kind manchmal in seinem Zimmer Unmengen von Essen verschlingt und sich danach erbricht. Aber wie kann ich es darauf ansprechen?**

Menschen, die an einer Essstörung erkrankt sind, ziehen sich sehr oft zurück. Wenn die Erkrankung mit Essanfällen oder Erbrechen einhergeht, dann geschieht das fast immer heimlich. Vertrauen Sie daher Ihrem Gefühl. Es ist unerlässlich, dass Sie mit Ihrem Kind darüber sprechen, denn es braucht dringend Hilfe. Bereiten Sie sich gut darauf vor. Die Checkliste auf S. 47 hilft Ihnen, Ihre Beobachtungen, Gefühle und Vorschläge so zu formulieren, dass Ihr Gespräch nicht in einer emotionalen Sackgasse endet. Überlegen Sie im Vorfeld auch, wie Sie mit möglichen Reaktionen umgehen werden (siehe S. 45).

> **Unsere Tochter leidet an Magersucht und wir machen uns große Sorgen. Wird die Therapie ihr helfen?**

Die Behandlung der Essstörung, und damit auch der Magersucht, besteht aus verschiedenen Bausteinen. Welche das sind, erfahren Sie ab S. 55. Ein wichtiger Bestandteil ist die Ernährungstherapie, durch die die Betroffene einen neuen Umgang mit dem Essen erlernt. Auch die körperlichen Folgen, die sich aus der Magersucht entwickelt haben, müssen behandelt werden. Kernstück der Behandlung ist eine Psychotherapie. Sie allein kann die Ursachen der Erkrankung bekämpfen. Welche Ansatzpunkte es hier gibt, lesen Sie ab S. 61. Änderungen stellen sich nicht von heute auf morgen ein – es braucht Geduld. Was die Therapie bewirken kann, darum geht es ab S. 66. Wenn bei einer Magersucht das Körpergewicht sehr niedrig ist, besteht eine akute gesundheitliche Gefahr. Die Informationen auf S. 76 helfen Ihnen, in dieser Situation richtig zu handeln.

> **Ich habe gelesen, dass eine Scheidung eine Essstörung auslösen kann. Stimmt das? Meine Exfrau und ich machen uns große Vorwürfe.**

Die Diagnose Essstörung wirft besonders bei den Eltern viele Fragen auf. Wie und warum konnte es so weit kommen? Sind wir schuld daran, dass unser Kind eine Essstörung hat? Doch es gibt nicht die eine Ursache. Immer sind es mehrere Gründe, die gemeinsam zur Erkrankung führen. Lesen Sie ab S. 86, welche Faktoren eine Essstörung begünstigen können. Es geht nicht darum, einen Schuldigen zu finden. Wichtig ist, dass Sie die Diagnose annehmen und gemeinsam einen guten Weg finden, Ihr Kind während der Therapie zu begleiten. Die Informationen ab S. 97 werden Ihnen dabei helfen. Denken Sie aber auch an sich. Eigene Probleme können ebenso belasten und sollten nicht ignoriert werden. Mehr dazu erfahren Sie im Kapitel „Ihre eigenen Baustellen angehen" ab S. 120.

> **Bei uns dreht sich alles nur noch um die Essstörung. Mir fehlt allmählich die Kraft. Wie soll ich das nur weiter aushalten?**

Es kostet unglaublich viel Energie, ein Kind mit einer Essstörung in seiner Therapie zu unterstützen und die schwere Zeit gemeinsam durchzustehen. Zumal das Leben nicht nur aus dieser Essstörung besteht. Der Partner und auch die anderen Kinder brauchen ebenso Aufmerksamkeit und Zuwendung. Da sind dann noch der Beruf oder vielleicht andere Verpflichtungen. Das können Sie nur schaffen, wenn Sie ganz bewusst auch für sich sorgen. Anregungen dafür, wie Sie Kraft auftanken können, finden Sie ab S. 109. Vielleicht haben Sie manchmal das Gefühl, ganz allein zu sein. Niemand kann sich vorstellen, was Sie durchmachen. Das stimmt nicht! Denn es gibt Menschen, die Ähnliches erleben wie Sie. Offene Gespräche in Selbsthilfegruppen für Angehörige können daher sehr entlastend sein und Unterstützung bieten (siehe S. 115).

Stiftung Warentest | Was wollen Sie wissen?

> **Seit unsere Tochter aus der Klinik zurück ist, ist die Stimmung vor allem bei den Mahlzeiten sehr angespannt. Was können wir tun?**

Angehörige von Menschen mit einer Essstörung, insbesondere als Eltern, haben ein großes Bedürfnis, der Betroffenen – wo es nur geht – zu helfen, die Krankheit zu überwinden. Dabei werden Sie schnell feststellen, dass Sie bei dem Thema Essen an Ihre Grenzen stoßen. Manche Situationen, vor allem während der Mahlzeiten, rauben viel Kraft. Ihre Aufgabe ist es jedoch nicht, die Rolle des Therapeuten zu übernehmen. Lesen Sie ab S. 128, wie Sie am besten mit dem Thema Essen umgehen und damit den Therapieverlauf unterstützen. Lernen Sie, loszulassen, und stärken Sie das Vertrauen in Ihr Kind. Unsere Tipps und Informationen ab S. 134 unterstützen Sie dabei. Hilfreich sind offene und ruhige Gespräche. Wie Ihnen das gelingt, erfahren Sie ab S. 138.

> **Zum Glück geht es unserer Tochter nun viel besser, nächste Woche wird sie aus der Klinik entlassen. Haben wir das Schlimmste überstanden?**

Die Therapie in der Klinik hat Ihre Tochter wahrscheinlich einen großen Schritt vorangebracht. Doch die Behandlung ist noch nicht beendet, sondern muss nun in einer Ambulanz oder bei einem niedergelassenen Psychotherapeuten fortgeführt werden. Viele Krankheitszeichen verschwinden nur sehr langsam. Eltern können einen wichtigen Beitrag dazu leisten, dass das Kind sich wieder in den Alltag einfindet und stabil bleibt. Worauf Sie achten sollten, damit das gelingen kann, lesen Sie ab S. 152. Seien Sie aber auch auf Rückfälle vorbereitet. Sie kommen bei der Mehrzahl der Erkrankten vor. Wie sich ein Rückfall ankündigt und was Sie dann tun sollten, erfahren Sie ab S. 159. Manchmal wird die Erkrankung chronisch. Dann können Betroffene und auch Sie als Angehöriger lernen, damit zu leben und die Krankheit unter Kontrolle zu halten.

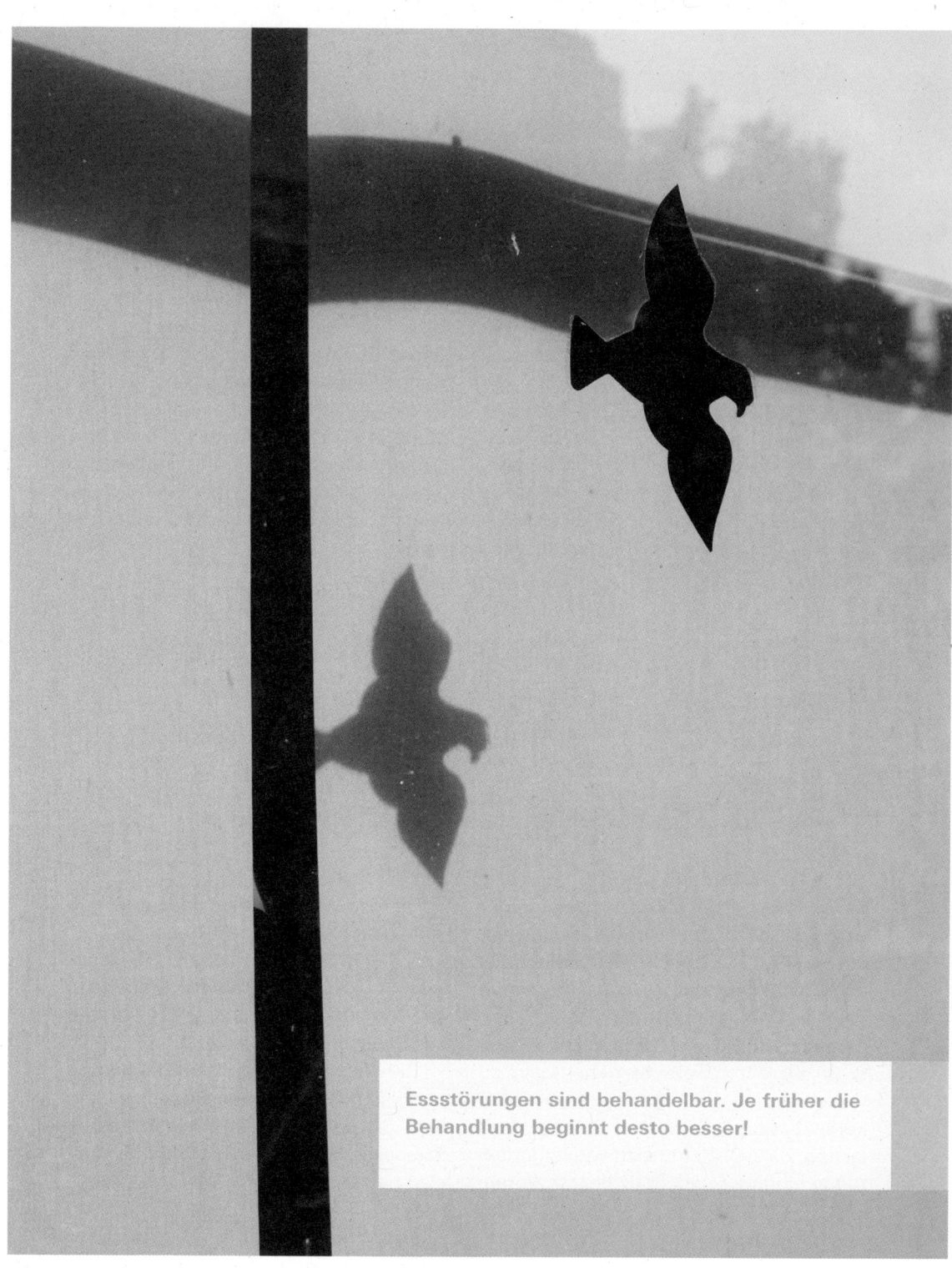

Wenn sich alles ums Essen dreht

Das Essen ist in den letzten Wochen in der Familie ein schwieriges Thema geworden. Warum ist das so? Ist es nur ein pubertäres Verhalten oder vielleicht eine beginnende Essstörung? Was können Sie tun und wo finden Sie Hilfe?

Eine Essstörung beginnt nicht von heute auf morgen. Sie entwickelt sich mit der Zeit. Gerade Jugendliche probieren immer mal wieder neue Ernährungsstile aus, verzichten auf bestimmte Lebensmittel oder verweigern das gemeinsame Essen mit den Eltern und Geschwistern. Viele halten auch einmal Diät, um ein paar Pfunde zu verlieren. Das jedoch muss nicht auf eine Essstörung hinweisen. Meist sind es nur Phasen, die zum Erwachsenwerden dazugehören und auch bei jungen Erwachsenen noch vorkommen. Wenn Essen jedoch das alles bestimmende Thema im Alltag wird, könnte eine Essstörung vorliegen.

Als Angehörige sind Sie vielleicht verunsichert und können so manches Verhalten nicht richtig einordnen. In diesem Kapitel erfahren Sie, welche Anzeichen ein Hinweis darauf sind, dass ein figur- oder gesundheitsbewusster Lebensstil in ein bedenkliches oder gar krankhaftes Verhalten übergeht. Sie lernen die Charakteristika der wichtigsten Essstörungen kennen.

→ **Auf die Warnsignale achten**

Es ist wichtig, auf bestimmte Warnsignale zu achten (siehe S. 21), der Betroffenen Ihre Sorgen mitzuteilen, darüber zu sprechen und rechtzeitig Hilfe zu holen (siehe S. 37). Möglicherweise werden Sie beim Lesen dieses Kapitels zu dem Schluss kommen, dass wahrscheinlich keine Essstörung vorliegt. Wenn Sie trotzdem weiter beunruhigt sind, erfahren Sie ab S. 30, was Sie tun können, damit sich keine Essstörung entwickelt.

An wen richtet sich dieses Buch?
Essstörungen betreffen häufig Kinder und Jugendliche, vor allem Mädchen und junge Frauen. Viele Leser dieses Buches werden daher Mütter und Väter sein, die sich um ihre Tochter Sorgen machen oder bereits wissen, dass diese unter einer Essstörung leidet. Die Hilfe und der Rat in diesem Buch werden sich oft, aber nicht immer, an dieser Situation orientieren. Dennoch ist ein Großteil der Empfehlungen auch auf andere Konstellationen übertragbar. Sie gelten für weitere enge Angehörige wie Großeltern und Geschwister ebenso wie für die Lebenspartner erwachsener Menschen mit einer Essstörung. Auch Freunde erfahren hier, wie sie Betroffene unterstützen können.

Um der Tatsache gerecht zu werden, dass die meisten Betroffenen Mädchen und junge Frauen sind, verwenden wir überwiegend die weibliche Form. Auch hier gilt natürlich, dass die Inhalte Jungen und Männer mit Essstörungen gleichermaßen betreffen. Diese sind zwar wesentlich weniger betroffen, dennoch steigen auch hier die Zahlen der von einer Essstörung betroffenen Jungen und Männer. Wo es Unterschiede beim Umgang mit der Erkrankung oder den Betroffenen gibt, wird darauf hingewiesen.

Essstörungen haben viele Gesichter

Es gibt verschiedene Formen von Essstörungen. Am bekanntesten sind Magersucht und Bulimie. Eine klare Abgrenzung ist aber häufig schwierig.

→ **Es gibt mehr als eine Essstörung.**
Experten unterscheiden zunächst drei Hauptformen: Magersucht (Anorexia nervosa), Bulimie (Ess-Brech-Sucht) und Binge-Eating-Störung (Esssucht). Daneben gibt es Essstörungen, die nicht genau einer dieser Formen zuzuordnen sind, sondern Merkmale unterschiedlicher Formen aufweisen. Sie werden als „atypische" oder „nicht näher bezeichnete" Essstörungen bezeichnet (siehe S. 18). Diese Mischformen treten weitaus häufiger auf als die drei Hauptformen.

→ **Was kennzeichnet jede Essstörung?**
Alle Essstörungen haben gemeinsam: Essen, Körpergewicht und Figur beziehungsweise das Aussehen bestimmen das Leben der Betroffenen.

Im Folgenden werden die drei Hauptformen näher beschrieben. Vielleicht hilft Ihnen das bereits dabei, das Verhalten der betroffenen Person besser einzuschätzen. Machen Sie sich aber bewusst, dass es nur darum geht, Ihren Verdacht zu konkretisieren. Eine sichere Diagnose kann nur von einem Arzt oder Therapeuten gestellt werden.

Was ist Magersucht?

Menschen mit Magersucht sind in der Regel auffallend dünn. Für ihr Alter ist ihr Körpergewicht zu niedrig. Betroffene, die an einer Magersucht leiden, empfinden ihren Körper als Feind. Obwohl sie sehr wenig wiegen, fühlen sie sich dick und unförmig. Der Wunsch ist groß, weiter an Gewicht zu verlieren. Bei extremem Gewichtsverlust führt dies zu schweren gesundheitlichen Problemen und kann im Ernstfall zu einer lebensbedrohlichen Unterernährung führen.

Die Erkrankung beginnt vor allem im frühen Jugendalter bzw. während der Pubertät, aber auch im jungen Erwachsenenalter. Betroffen sind vorwiegend Mädchen und Frauen, zunehmend aber auch Jungen und Männer. Experten bezeichnen die Magersucht auch als Anorexia nervosa.

Betroffene kalkulieren ganz genau, was und wie viel sie essen und trinken. Ebenso typisch sind bestimmte Rituale beim Essen. Sie streichen beispielsweise bestimmte kalorienreiche Lebensmittel von ihrem Speiseplan. In der Regel sind dies kohlenhydrat- und fettreiche Produkte. Weiterhin lassen sie einzelne Mahlzeiten weg, essen auffallend langsam oder kauen jeden Bissen sehr lange. Manche verzichten auch aufs Trinken bzw. trinken nur sehr wenig. Andere wiederum trinken, um das Hungergefühl „wegzutrinken". Sie bewegen sich extrem viel, um den Kalorienverbrauch anzukurbeln und schneller eine „Idealfigur" zu erreichen. Einige Betroffene nehmen zusätzlich Medikamente ein, wie Abführmittel oder Entwässerungstabletten, oder führen Erbrechen herbei, um noch mehr Gewicht zu verlieren.

Menschen mit Magersucht haben durch die Kontrolle über sich und ihr Körpergewicht ein Gefühl von Stärke. Sie glauben, ihre eigenen Probleme lösen zu können, wenn der Körper erst dünn ist. Dies können beispielsweise familiäre oder partnerschaftliche Probleme sein. Hunger, Bedürfnis nach Ruhe, Entspannung oder den Wunsch, einfach mal nichts tun, leugnen sie. Jede lustbetonte Betätigung lehnen sie ab. Auch andere Verhaltensweisen können zwanghaft werden, beispielsweise bei der Körperpflege.

Sie haben zudem einen hohen Anspruch an sich selbst. Sie sind sehr ehrgeizig. Dies betrifft sowohl die Schule oder den Beruf als auch die Freizeitaktivitäten. Obwohl es aufgrund ihres Gesundheitszustandes immer schwieriger wird, bringen sie lange gute Leistungen. Sie vergleichen sich ständig mit anderen. Viele haben eine große Angst vor Trennung, fürchten sich andererseits aber auch vor zu viel Nähe. Die Bedürfnisse ihrer Mitmenschen sind ihnen sehr wichtig, zu ihren eigenen Gefühlen haben sie dagegen nur schwer Zugang. Im Verlauf der Erkrankung ziehen sie sich immer mehr zurück, sie wirken zunehmend gereizt und depressiv. Auch Selbstmordgedanken können hinzukommen.

Was ist Bulimie?

Menschen mit Bulimie sind im Gegensatz zu Menschen mit Magersucht häufig normalgewichtig, sie können aber auch über- oder leicht untergewichtig sein. Ein charakteristisches Kennzeichen für diese Form der Essstörung sind immer wiederkehrende Essanfälle:

Essstörungen verstehen

Warum kochen Betroffene einer Magersucht gern? Manche Verhaltensweisen sind für Außenstehende zunächst widersprüchlich. Menschen mit Magersucht sammeln beispielsweise gerne Rezepte und stöbern in Kochbüchern oder im Internet nach neuen Gerichten. Sie kochen und backen gerne für andere, essen aber selbst nichts davon.

Checkliste

Kennzeichen einer Magersucht

Die Kennzeichen einer Magersucht sind vielschichtig und nicht bei allen Betroffenen in gleicher Weise ausgeprägt. Aber die folgende Liste möglicher Signale hilft Ihnen vielleicht, die aktuelle Situation besser einzuschätzen: Menschen, die von einer Magersucht betroffen sind,

- ☐ verlieren in kurzer Zeit extrem viel Körpergewicht,
- ☐ haben den Gewichtsverlust selbst herbeigeführt,
- ☐ fühlen sich zu dick oder unförmig, auch wenn sie deutlich untergewichtig sind,
- ☐ machen ihr Selbstwertgefühl abhängig von Körpergewicht, Figur und der Kontrolle darüber,
- ☐ kontrollieren ihr Essen sehr streng und schränken die Nahrungsaufnahme extrem ein,
- ☐ treiben oftmals übermäßig viel Sport,
- ☐ können auch Erbrechen herbeiführen oder Abführmittel nehmen,
- ☐ denken ständig an Essen und den eigenen Körper,
- ☐ empfinden – vor allem zu Beginn – die Essstörung nicht als Erkrankung,
- ☐ sind in der Regel perfektionistisch und ehrgeizig,
- ☐ leiden oft an einer Depression oder Angststörung,
- ☐ haben häufig Wachstumsverzögerungen und
- ☐ bei Mädchen kann es zum Ausbleiben der Menstruation kommen.

Wichtig für Sie: Diese Liste ersetzt nicht die ärztliche Diagnose. Sie gibt Ihnen lediglich Hinweise. Wenn viele dieser Kennzeichen zutreffen, sollten Sie sich unbedingt um einen Termin bei einem Arzt (Hausarzt oder Kinder-/Jugendarzt) bemühen.

Checkliste

Kennzeichen einer Bulimie

Auch die Kennzeichen einer Bulimie sind vielschichtig und nicht bei allen Betroffenen in gleicher Weise ausgeprägt. Aber die folgende Liste kann Ihnen vielleicht helfen, die aktuelle Situation besser einzuschätzen: Menschen mit Bulimie

- ☐ haben mindestens einen Essanfall pro Woche über einen Zeitraum von drei Monaten,
- ☐ haben das Gefühl des Kontrollverlustes während der Essanfälle,
- ☐ haben große Furcht, dick zu werden,
- ☐ ergreifen in der Regel Maßnahmen, um einer Gewichtszunahme nach den Essanfällen entgegenzuwirken, wie selbst herbeigeführtes Erbrechen, Medikamentenmissbrauch (zum Beispiel Abführmittel, Entwässerungstabletten), strenge Diäten oder Fastenphasen, übermäßige körperliche Betätigung,
- ☐ haben ein geringes Selbstwertgefühl, das vor allem von Figur und Körpergewicht beeinflusst wird,
- ☐ beschäftigen sich dauerhaft und in übertriebenem Maße mit Figur und Gewicht,
- ☐ werten sich oft selbst ab, hassen sich und sind depressiv,
- ☐ haben für sich sehr niedrige persönliche Gewichtsgrenzen genau definiert,
- ☐ leiden oftmals unter Angststörungen, Perfektionismus und ausgeprägtem Ehrgeiz und
- ☐ zeigen immer wieder auch impulsives Verhalten.

Wichtig für Sie: Diese Liste ersetzt nicht die ärztliche Diagnose. Sie gibt Ihnen lediglich Hinweise. Wenn viele dieser Kennzeichen zutreffen, sollten Sie sich unbedingt um einen Termin bei einem Arzt (Hausarzt oder Kinder-/Jugendarzt) bemühen.

→ Was geschieht bei einem Essanfall?

Unter Essanfällen leiden vor allem Menschen mit Bulimie oder mit Binge-Eating-Störung (siehe S. 18). Im Moment des Essanfalls verlieren Betroffene die Kontrolle und essen weiter, auch wenn sie bereits ein Völlegefühl verspüren. So werden außergewöhnlich große Nahrungsmengen in einer bestimmten Zeit (zum Beispiel innerhalb von zwei Stunden) geradezu verschlungen. Dabei handelt es sich oftmals um genau die Lebensmittel, die Betroffene normalerweise meiden, beispielsweise Süßigkeiten oder sehr fettreiche Produkte.

Essanfälle treten regelmäßig auf und können durch verschiedene Faktoren ausgelöst werden, beispielsweise ein (Heiß-)Hungergefühl nach einer längeren Essenspause oder einer Fastenperiode. Auch emotionale Situationen, wie Trauer oder Wut, können zu Essanfällen führen. Manche Essanfälle sind aber auch geplant. Betroffene kaufen beispielsweise gezielt Lebensmittel ein und lagern diese. Sie sorgen dafür, dass sie während eines Essanfalls ungestört sind. Die Gedanken kreisen permanent um das Essen sowie die Planung und Organisation von Essanfällen.

Ein weiteres Kennzeichen der Bulimie sind Bemühungen der Betroffenen, die bei einem Essanfall zugeführten Kalorien wieder loszuwerden. Aus Angst, zuzunehmen, lösen viele Betroffene nach einem Essanfall selbst Erbrechen aus. Einige nutzen auch andere Methoden. Sie fasten beispielsweise, nehmen große Mengen an Abführmitteln zu sich oder treiben übermäßig viel Sport.

Betroffene mit einer Bulimie sind ähnlich wie Menschen, die unter einer Magersucht leiden, auf den Körper und das Essen fixiert. Sie leben dabei in zwei Welten. Nach außen hin funktionieren sie gut und verhalten sich so, wie sie glauben, dass man es von ihnen erwartet. Parallel dazu führen sie ein

---

Die Krankheit ist nicht offensichtlich. Das Körpergewicht ist bei einer Bulimie in der Regel eher unauffällig und die Essanfälle ebenso wie das anschließende Erbrechen finden heimlich statt. Dennoch fällt Angehörigen von Betroffenen oft früher oder später etwas auf, etwa der unangenehme Geruch nach Erbrochenem im Bad. Falls Sie einen Verdacht haben, sollten Sie die Person darauf ansprechen. Ein solches Gespräch ist nicht einfach. Wie Sie es angehen können, erfahren Sie ab S. 43.

Leben, das von Unkontrolliertheit, Selbstzweifel, Scham und Selbsthass bestimmt ist. Dazu gehören die Essanfälle und das folgende Erbrechen. Dieses heimliche Doppelleben zehrt an ihren Kräften und die Psyche leidet. Sie ziehen sich zurück und schränken die Kontakte zu Freunden immer mehr ein. Die Gefahr für eine Depression ist groß.

Eine Bulimie tritt häufig bei Jugendlichen und jungen Erwachsenen auf. Sie kann sich auch aus einer Magersucht heraus entwickeln.

Was ist Binge-Eating-Störung?
Die Binge-Eating-Störung ist die Essstörung, die noch am wenigsten erforscht ist. Sie ist ähnlich wie die Bulimie durch Essanfälle gekennzeichnet. Im Gegensatz zur Bulimie ergreifen Betroffene im Anschluss jedoch keine gewichtsreduzierenden Gegenmaßnahmen. Die Binge-Eating-Störung beginnt vorwiegend im späteren Jugendalter und jungen Erwachsenenalter. Die Essanfälle finden in der Regel heimlich statt, sodass Angehörige oft lange nicht merken, dass etwas nicht stimmt. Am ehesten kann eine Gewichtszunahme ein Hinweis sein, die durch die hohe Kalorienzufuhr während der Essanfälle auftreten kann. Das heißt nicht, dass jeder Übergewichtige eine Binge-Eating-Störung hat. Auf der anderen Seite kann ein Mensch mit einer Binge-Eating-Störung auch normalgewichtig sein.

Betroffene leiden sehr unter ihren Essanfällen. Sie schämen sich dafür, verachten sich und lehnen ihren Körper ab. Schwierig ist es, das Ausmaß eines Essanfalls zu beurteilen. Viele Betroffene berichten, dass er nicht zeitlich begrenzt sei. Sie essen einfach ständig. Andere essen zwischen den Essanfällen mal sehr kontrolliert, dann wieder unkontrolliert.

→ **Night-Eating-Syndrom**
Essanfälle können auch ausschließlich nachts auftreten. Betroffene eines solchen Night-Eating-Syndroms werden regelmäßig in der Nacht wach und essen bis zur Hälfte der Nahrungsmenge, die sie normalerweise innerhalb von 24 Stunden verzehren.

Essen ist bei einer Binge-Eating-Störung wie auch bei der Bulimie für die Betroffenen vor allem eine Befriedigung von emotionalen Bedürfnissen, die ansonsten unerfüllt bleiben. Das übermäßige Essen ist ihr Weg, mit Ängsten, Überforderung, Ärger, Trauer, Wut, Zurückweisung, innerer Leere oder Einsamkeit fertig zu werden. Sie leiden unter einem geringen Selbstwertgefühl. Hinzukommen kann eine Depression oder Angststörung, die sich im Laufe der Erkrankung weiter verstärken kann.

Andere Essstörungen
Oft lässt sich eine Erkrankung nicht eindeutig einer der drei Hauptformen Magersucht, Bulimie oder Binge-Eating-Störung zuord-

nen. Betroffene zeigen nicht immer alle Anzeichen, die für eine der drei Essstörungen charakteristisch sind. Diese Formen von Essstörungen werden unter dem Begriff der sogenannten „nicht näher bezeichneten" oder „atypischen" Essstörungen zusammengefasst, auch wenn sie von den bekannten Hauptformen oft nur im Detail abweichen. Umgangssprachlich wird daher meist dennoch von „Magersucht" oder „Bulimie" gesprochen. Hierzu einige Beispiele:

- Eine Frau mit Magersucht kann regelmäßig ihre Periode haben.
- Essanfälle bei Menschen mit Bulimie können weniger häufig als einmal pro Woche während drei Monaten auftreten.

Hinzukommt, dass die Übergänge von einer in die andere Essstörung fließend sein können. So kann sich aus einer Magersucht eine Bulimie entwickeln oder Menschen mit Bulimie legen strikte Fastenkuren ein, um abzunehmen.

Allen Formen von Essstörungen gemeinsam ist die starke Fixierung auf das Essen, das Körpergewicht und die Figur. Die Themen bestimmen den Alltag der Betroffenen.

Weitere Störungen des Essverhaltens

Neben den Mischformen gibt es weitere Störungen im Essverhalten, die häufig im Zusammenhang mit Essstörungen genannt werden. Dazu zählen unter anderem:

Checkliste

Kennzeichen einer Binge-Eating-Störung

Menschen mit einer Binge-Eating-Störung

☐ haben immer wiederkehrende Essanfälle (mindestens an einem Tag pro Woche über einen Zeitraum von drei Monaten), unabhängig von einem Hungergefühl,

☐ essen bei einem Essanfall übermäßig schnell oder ignorieren ein Völlegefühl,

☐ unternehmen in der Regel keine Gegenmaßnahmen nach der hohen Energiezufuhr,

☐ essen oft aus Scham allein,

☐ ekeln sich vor sich selbst und sind depressiv,

☐ leiden häufig sehr unter den Essanfällen und haben Schuldgefühle nach dem Essen und

☐ ziehen sich mit der Zeit aus dem sozialen Leben zurück.

- **Biggerexie:** Vor allem Jungen und Männer können das krankhafte Gefühl entwickeln, viel zu dick zu sein, und daher ein sehr niedriges Körpergewicht anstreben. Sie können sich aber auch als zu schmächtig und zu wenig muskulös wahrnehmen. Dann treiben sie zum Teil extrem viel Sport und essen sehr kontrolliert. Experten sprechen hier von einer Biggerexie, auch Muskelsucht genannt. Die Biggerexie ist keine Essstörung im engeren Sinne.
- **Orthorexie:** Bei einer Orthorexie achten Betroffene sehr genau auf die Auswahl der Lebensmittel, da sie sich möglichst gesund ernähren möchten. Sie wählen etwa nur biologisch angebaute Lebensmittel oder verzichten auf sehr fettreiche oder kohlenhydratreiche Produkte. Sie verzehren nur selbst zubereitete Speisen, um sicherzugehen, dass nur gesunde Zutaten verwendet wurden. Die Orthorexie kann bei Betroffenen zu einem hohen Leidensdruck führen. Aus einer Orthorexie kann sich auch eine Magersucht entwickeln.
- **Anorexia athletica:** Leistungs- und Berufssportler trainieren hart. Häufig spielen Figur und Körpergewicht eine Rolle, um die gesteckten sportlichen Ziele zu erreichen. Dies gilt besonders für Sportarten, die Gewichtsklassen vorgeben oder wenn eine athletische Figur für den Erfolg mitentscheidend sein kann. Dazu zählen beispielsweise Skispringen oder Ballett. Die Athleten verändern ihr Ernährungsverhalten und führen zum Teil extreme Diäten durch, um das angestrebte Körpergewicht zu erreichen. Wenn Athleten abmagern, um bessere sportliche Leistungen zu erbringen, sprechen Mediziner von Anorexia athletica. Dies ist keine Essstörung im engeren Sinne. Das ständig gezügelte Essverhalten kann jedoch in eine Magersucht übergehen.

Essstörungen bei Jungen und Männern. Zunehmend sind auch Jungen und Männer von Essstörungen betroffen. Sie sind ebenfalls häufig mit ihrem Körper und ihrer Figur unzufrieden. Sie leiden am ehesten an einer Binge-Eating-Störung oder einer Bulimie, seltener an einer Magersucht. Betroffene schämen sich für die Essstörung, da sie als vermeintliche „Mädchenkrankheit" gilt. Dies führt dazu, dass sie die Erkrankung lange nicht akzeptieren und sich schwer damit tun, Hilfe zu holen. Die Erkrankung wird oft erst spät erkannt.

Die Zeichen sind subtil

Veränderungen im Essverhalten deuten nicht gleich auf eine Essstörung hin. Doch was ist noch normal und was sind Symptome einer Krankheit? Wie können Sie Sicherheit gewinnen?

Haben Sie die Befürchtung, Ihr Kind leidet an einer Essstörung? Oftmals sind Warnsignale, die auf eine Erkrankung schließen lassen, für Eltern nicht klar erkennbar. Besonders in der Phase der Pubertät ist es schwierig, körperliche Entwicklungen und Verhaltensänderungen genau zu deuten. Sind sie altersgerecht oder weisen sie auf eine Erkrankung hin? Nicht anders ist es bei Erwachsenen. Auch hier ist es für die Menschen im Umfeld schwierig, gesundes von krankhaftem Verhalten zu unterscheiden. Die Veränderungen im Essverhalten erfolgen meist schleichend und werden daher häufig erst spät bemerkt.

Essstörungen sind weder ein Schlankheitswahn noch eine vorübergehende Pubertätskrise. Dahinter steckt eine ernst zu nehmende psychosomatische Erkrankung, die frühzeitig behandelt werden muss. Das Körpergewicht alleine sagt nichts darüber aus, ob eine Erkrankung vorliegt oder nicht. Die Grenzen von „normal" zu „krank" können fließend sein.

Wenn Sie vermuten, dass jemand unter einer Essstörung leidet, ist es hilfreich, genauer auf mögliche Anzeichen zu achten. Seien Sie wachsam, wenn Ihnen das Verhalten und Äußerungen der betroffenen Person befremdlich vorkommen. Urteilen Sie jedoch nicht voreilig. Denn nicht jedes ungewöhnliche Verhaltensmuster beim Essen bedeutet gleich, dass derjenige die Kontrolle über sein Essverhalten verloren hat und eine Erkrankung vorliegen muss. Nicht jede Besonderheit macht gleich eine Essstörung aus.

→ **Ein Anzeichen allein sagt noch nichts aus**

Erst das gleichzeitige Auftreten mehrerer Anzeichen weist auf eine Essstörung hin. Denken Sie auch daran, dass Verhaltensänderungen manchmal nach kurzer Zeit von ganz allein wieder verschwinden. Erst wenn das Verhalten über mehrere Wochen zu beobachten ist, könnte es sich um eine Essstörung handeln.

Woran können Sie erkennen, dass jemand eine Essstörung entwickelt? Die Checkliste (siehe S. 24) zeigt Ihnen kurz und knapp, auf welche relevanten Verhaltensweisen Sie achten sollten. Auf den folgenden Seiten erfahren Sie weitere Einzelheiten zu den Anzeichen einer Essstörung.

Die Krankheit ernst nehmen: Viele Menschen wissen nur wenig über Essstörungen oder schauen einfach weg. Sie erkennen nicht die eigentlichen Probleme, die dahinterstecken, und sehen eher eine vorübergehende Laune im Essverhalten. Informieren Sie sich daher über die Krankheit, wenn Sie sich Sorgen machen, auch wenn andere die Situation eher herunterspielen.

Essen und Figur bestimmen das Leben

Viele Menschen essen nicht nur, wenn sie hungrig sind, sondern weil sie Lust darauf haben. Andere achten sehr auf eine gesunde und ausgewogene Ernährung. Hinzu kommen diejenigen, die sich vegetarisch oder vegan ernähren oder andere spezielle Ernährungsformen befolgen. Dann gibt es Familien, in denen regelmäßig Diät gehalten wird, beispielsweise um das Gewicht nach üppigem Essen im Urlaub oder an den Feiertagen schnell wieder auf den alten Stand zu bringen. Diese Menschen essen bewusst weniger, verzichten auf bestimmte Lebensmittel oder lassen Mahlzeiten aus. Zeigen sich dann erste Erfolge auf der Waage, bleibt es unter Umständen nicht dabei. Begeistert von der Wirkung und der Selbstdisziplin kann bei einer Familienangehörigen der Wunsch aufkommen, weiter an Gewicht zu verlieren. Komplimente von Freundinnen, wie „Du siehst toll aus" oder „Deine Diät hat sich gelohnt, ich beneide dich für deine tolle Figur" verstärken dies noch.

→ **Ist eine Diät schon ein Grund zur Sorge?**

Das eben beschriebene Verhalten kann durchaus noch normal sein, doch gerade hier zeigt sich, dass der Übergang zur Essstörung fließend ist. Jede Diät setzt voraus, dass man sich intensiver mit seiner Ernährung beschäftigt. Die Themen Essen und Figur nehmen so immer mehr Raum ein. Dies kann der Beginn einer Essstörung sein.

Werden Sie aufmerksam, wenn sich die Einstellung zum Essen und zum Körpergewicht ändert. Versucht Ihr Kind beispielsweise häufig, den gemeinsamen Mahlzeiten auszuweichen und benutzt Ausreden wie „Ich habe schon gegessen", „Ich bin nicht hungrig" oder „Ich bin noch nicht mit meinen Hausaufgaben fertig", kann das bedenklich sein. Wie bereits erwähnt, essen von einer Magersucht Betroffene oft extrem langsam, kauen auffallend lange oder verlassen unter Umständen schnell wieder den Familientisch. Sie kochen gern, dies jedoch vor allem für Freunde und Familie. Selbst essen sie meist nicht mit. Wenn Ihre Tochter das Essen mit der Zeit immer stärker kontrolliert und ihre Gedanken darüber offenbar ihren Alltag bestimmen, ist dies ein Warnsignal.

Verzerrte Körperwahrnehmung
Charakteristisch für das Krankheitsbild ist eine verzerrte Körperwahrnehmung, das heißt, Betroffene können ihren Körper nicht so wahrnehmen und bewerten, wie er tatsächlich ist, wenn sie in den Spiegel schauen. Dies betrifft vor allem Menschen mit Magersucht. Sie nehmen sich als dick wahr, selbst wenn sie objektiv betrachtet schlank oder sogar extrem dünn sind.

Betroffene lehnen ihren Körper ab und vergleichen sich immer wieder mit sehr schlanken Menschen. Sie eifern unrealistischen Körperidealen nach. Oftmals werden auch bestimmte Körperteile als Problemzonen gesehen, die Hüften werden zum Beispiel als zu breit empfunden. Menschen mit einer Essstörung machen ihren Selbstwert vor allem an der eigenen Figur fest – alles was zählt, ist das Körpergewicht.

Bemerken Sie, dass Ihre Tochter der Meinung ist, zu dick zu sein, obwohl sie normal- oder sogar schon untergewichtig ist? Gerade Mädchen und Frauen kokettieren vielleicht auch gerne mal damit, dass sie angeblich zu dick wären: „Ach Gott, in diesem Kleid sehe ich aber fett aus!", um von anderen zu hören, wie toll sie doch aussehen. Darum geht es hier nicht. Wenn Ihre Tochter sich jedoch intensiv mit ihrer Figur beschäftigt und darunter leidet, ist es ein erstes Warnsignal.

Wenn Bewegung zum Zwang wird
Stellen Sie bei der betroffenen Person eine gewisse Rastlosigkeit fest? Treibt sie extrem viel Sport, zum Beispiel Joggen oder Fahrradfahren, und das über ein normales Maß hinaus? Hält auch schlechtes Wetter oder vielleicht eine Erkältung sie nicht davon ab, aktiv zu sein? Sicher ist es grundsätzlich nicht bedenklich, wenn jemand viel und gerne Sport treibt. Wer in einer bestimmten

---

✗ Die ersten Verhaltensänderungen erscheinen harmlos.
Viele Eltern freuen sich, wenn Kinder gerne beim Kochen oder Backen helfen und sie beim Einkaufen begleiten. Das ist ja im Prinzip auch etwas Schönes. Doch wenn Ihnen an dem neuen Engagement etwas seltsam vorkommt und Sie ein merkwürdiges Gefühl spüren, sollten Sie genau hinschauen. Isst Ihr Kind auch selbst, was es Köstliches zubereitet hat?

Checkliste

Essstörung erkennen – schauen Sie genau hin!

Verschiedene Anzeichen und Verhaltensweisen können auf eine Essstörung hinweisen. Diese Checkliste hilft Ihnen dabei, klarer zu sehen und das Verhalten der Person, um die Sie sich Sorgen machen, besser einzuordnen.

- ☐ Haben die Themen Essen, Gewicht und Figur einen wichtigen Stellenwert im Alltag der betroffenen Person?
- ☐ Stellen Sie fest, dass die Person unzufrieden ist mit ihrem Körper oder bestimmten Körperteilen?
- ☐ Äußert die Person häufig, zu dick zu sein, obwohl dazu eigentlich kein Grund besteht, da sie normal- oder vielleicht auch untergewichtig ist?
- ☐ Hat die Person auffallend viel ab- oder auch zugenommen?
- ☐ Vergleicht sich die Person oft mit sehr schlanken Menschen?
- ☐ Gibt es häufig Diskussionen oder Streitereien beim oder ums Essen, beispielsweise weil die Person an den Familienmahlzeiten nicht teilnehmen möchte?
- ☐ Beobachten Sie ein kontrolliertes Essverhalten? Wird beispielsweise nur zu bestimmten Tageszeiten gegessen oder werden nur ganz bestimmte Lebensmittel, zum Beispiel kalorienarme, verzehrt?
- ☐ Isst die Person extrem langsam? Wird dabei jeder Bissen auffallend lange gekaut?
- ☐ Hält sich die Person regelmäßig an bestimmte, eventuell auch wechselnde Diätvorschriften?
- ☐ Vermuten Sie, dass die Person heimlich viel isst?
- ☐ Kocht die Person gerne für andere, isst dann jedoch selbst nicht mit?
- ☐ Verschwinden Lebensmittel aus dem Vorratsraum oder dem Kühlschrank? Oder finden Sie immer wieder Lebensmittel oder leere Lebensmittelpackungen im Kinder- oder Jugendzimmer, zum Beispiel in Schreibtischschubladen?
- ☐ Ist das Essverhalten sehr unterschiedlich, das heißt, isst die Person eine Zeit lang sehr kontrolliert und kann dann wieder mit dem Essen nicht aufhören?
- ☐ Stellen Sie fest, dass die Person häufig auf die Toilette geht, dass die Toilettenschüssel verschmutzt ist oder dass es nach Erbrochenem riecht?
- ☐ Treibt die Person extrem viel Sport?
- ☐ Kauft die Person Abführmittel, Entwässerungstabletten oder andere Mittel zum Abnehmen?

- ☐ Hat die Person ein geringes Selbstwertgefühl?
- ☐ Ist die Person extrem ehrgeizig und leistungsorientiert, beispielsweise in der Schule oder auch bei ihrem Hobby?
- ☐ Reagiert sie sehr schnell gereizt oder impulsiv?
- ☐ Haben Sie das Gefühl, dass sie sich zurückzieht und seltener mit ihren Freundinnen und Freunden trifft?

Je mehr Fragen mit Ja beantwortet werden können, umso größer ist die Wahrscheinlichkeit, dass eine Essstörung vorliegt. Werden Sie in diesem Falle aktiv und holen Sie sich Hilfe (siehe S. 37).

Wichtig: Die Checkliste ersetzt keine ärztliche Diagnose. Er gibt Ihnen lediglich Hinweise, ob ein erhöhtes Risiko für eine Essstörung vorliegt.

Sportart Ziele erreichen und Wettkämpfe gewinnen möchte, ist oft bereit, hart zu trainieren. Bei einer Essstörung ist der Antrieb jedoch meist nicht Ehrgeiz, um sportliche Ziele zu erreichen, sondern Betroffene wollen auf diesem Wege unbedingt Kalorien verbrauchen.

Menschen mit Essstörungen nutzen zum Teil spezielle Apps auf dem Smartphone oder Fitnessarmbänder, die ihnen aufzeigen, wie viele Kalorien sie mit dem Sport verbraucht haben. Darüber führen sie oft genau Buch.

Zu jeder Gelegenheit versuchen sie, in Bewegung zu bleiben. Dies kann sich so weit zu einem Zwang entwickeln, dass sie zum Beispiel während des Essens oder bei den Hausaufgaben die Beine unter dem Tisch bewegen oder auffallend häufig Treppen laufen. Sportprogramme werden oftmals heimlich durchgeführt, wenn die Betroffenen merken, dass sie von den Eltern nicht geduldet werden.

Niedriges Selbstwertgefühl und Perfektionismus

Menschen mit einer Essstörung haben häufig keine hohe Meinung von sich. Ständig quält sie das Gefühl, nicht gut genug zu sein. Sie sind der Ansicht, dass sie Liebe und Anerkennung nicht verdienen, und vergleichen sich beispielsweise mit ihren Geschwistern. Häufig denken sie, es ihren Eltern nicht recht machen zu können und dass sie ihnen zur Last fallen. Betroffene möchten die Erwartungen der Eltern erfüllen. Sie fühlen sich schuldig, wenn es Streit in der Familie gibt oder die Eltern sich nicht mehr verstehen und eine Trennung bevorsteht. Die Angst ist groß, nicht die Anforderungen erfüllen zu können, die das Leben an sie stellt. Sie sind bereit, Verantwortung für andere zu übernehmen, jedoch nicht für sich selbst. Diese Gedanken und Sorgen bestimmen oft das Leben der Betroffenen.

Die negative Selbsteinschätzung wird meist durch einen ausgeprägten Hang zur Perfektion verstärkt. Menschen mit Essstörungen sind sehr leistungsorientiert. Sie haben oft sehr gute Noten in der Schule oder glänzen im Beruf. Auch bei ihren Hobbys und Freizeitaktivitäten, sei es beim Sport oder beim Musizieren, wollen sie zu den Besten gehören.

→ Die eigenen Leistungen nicht anerkennen

Betroffenen fällt es oft schwer, gute Leistungen für sich selbst anzuerkennen, wie das folgende Beispiel anschaulich zeigt: Bei einem Wettkampf hat Ihre Tochter den zweiten Platz erreicht. Ein tolles Ergebnis. Sie ist jedoch der Meinung, das sei kein Erfolg, da sie nicht Erste geworden ist. Oder sie glaubt, nur deshalb Zweite geworden zu sein, weil alle guten Konkurrenten an diesem Tag nicht am Start waren. Überlegungen wie diese führen dazu, dass Ihre Tochter den Erfolg nicht für sich verbucht.

Doch es gilt auch: Nicht jeder ehrgeizige Mensch leidet an einer Essstörung. Nur weil Ihr Kind sehr leistungsorientiert ist, bedeutet dies nicht, dass eine Essstörung vorliegen muss. Schauen Sie genau, ob es noch mehr Hinweise gibt (siehe Checkliste auf S. 24).

Essen wird verheimlicht
Menschen mit Essstörungen können die Kontrolle über ihr Essen verlieren und plötzlich mit einem Mal extrem viel essen. Solche Essanfälle geschehen oft heimlich und sind mit Scham- und Schuldgefühlen verbunden. Sie können auf eine Bulimie oder Binge-Eating-Störung hinweisen. Aber auch hier sollten Sie nicht voreilig urteilen: Fast jeder schlägt beim Essen mal über die Stränge, wenn es ihm gut schmeckt. Um von einer Essstörung sprechen zu können, müssen Essanfälle regelmäßig und in einer bestimmten Häufigkeit auftreten. Mehr dazu erfahren Sie auf S. 16 bzw. S. 19.

Leistungsabfall in Schule und Beruf können die Folge der Erkrankung sein. Bei fortgeschrittener Essstörung können Betroffene die zunächst sehr guten Leistungen nicht mehr erbringen. Durch die Erkrankung fällt es ihnen beispielsweise schwer, sich zu konzentrieren, und sie werden schneller müde. Dies ist eine zusätzliche Belastung für die Betroffenen, wenn sie feststellen, nicht mehr das leisten zu können, was sie gerne möchten.

Es sollte Sie stutzig machen, wenn wiederholt Lebensmittel aus dem Kühlschrank, der Küche oder der Vorratskammer verschwinden, viele leere Packungen herumliegen oder sich im Mülleimer finden. Menschen mit bestimmten Essstörungen horten große Mengen Lebensmittel – zum Beispiel im Kleiderschrank, in Schubladen oder unter dem Bett –, um für die Essanfälle vorbereitet zu sein (siehe S. 17). Sie geben viel Geld für Lebensmittel aus, verschulden sich unter Umständen sogar dafür. Manchmal kann es so weit kommen, dass Kinder oder Jugendliche Geld aus dem Geldbeutel der Eltern entwenden, um Lebensmittel einkaufen zu können.

→ **Was nach dem Essen geschieht**

Vielleicht bemerken Sie im Alltag auch ganz andere Hinweise. Stellen Sie beispielsweise fest, dass Ihr Kind nach dem Essen häufig auf die Toilette oder ins Badezimmer geht, dass es nach Erbrochenem riecht oder die Toilette verschmutzt hinterlassen wird, könnte dies ein Anzeichen für eine Bulimie sein. Betroffene verwenden häufig auch Medikamente wie Abführmittel, sogenannte Entwässerungstabletten (Diuretika) oder Appetitzügler, um schneller an Gewicht zu verlieren.

Kalorienzählen und häufiges Wiegen

Kalorien bestimmen das Leben von Menschen mit Essstörungen, vor allem bei einer Magersucht. Betroffene wissen sehr genau, wie hoch der Energiegehalt in einem Lebensmittel ist. Sie führen detailliert Buch darüber, wie viele Kalorien sie am Tag aufnehmen. Lebensmittel werden abgewogen, bevor sie verzehrt werden. Lässt sich der Kaloriengehalt einer Mahlzeit nicht eindeutig berechnen, lehnen sie diese ab.

Vielleicht ist Ihnen aufgefallen, dass Ihre Tochter immer wieder Einladungen zum Essen im Restaurant oder bei Freunden nicht annimmt. Dahinter könnte die Angst stecken, nicht zu wissen, welches Essen angeboten wird, wie es zubereitet wurde und wie viele Kalorien es enthält.

Um das Körpergewicht zu kontrollieren, ist die Waage eine tägliche Begleiterin. Ähnlich wie bei den Kalorien wird auch die Entwicklung des Körpergewichts ganz genau dokumentiert. Häufig führen Betroffene sogenannte Verlaufskurven, die ihnen die Gewichtsentwicklung aufzeigen. Auch kann es sein, dass sie den Umfang bestimmter Körperteile regelmäßig mit einem Maßband kontrollieren. Der ständige Blick in den Spiegel und das Fixieren auf eine Kleidergröße sind weitere Hinweise, auf die Sie achten sollten. Vielleicht nehmen Sie das eine oder andere Verhalten erst wahr, nachdem Sie durch dieses Buch dafür sensibilisiert sind. Denn vieles geschieht meist sehr diskret bzw. wird bewusst verheimlicht.

→ **Körperliche Veränderungen**
Es gibt weitere Signale, die Sie aufhorchen lassen sollten. Dazu gehören verschiedene körperliche Veränderungen, die sich mit der Zeit einstellen. Wie bereits erwähnt, sagt das Gewicht allein noch nichts über das Vorhandensein einer Essstörung aus. Auffällig ist es jedoch, wenn Ihre Tochter in kurzer Zeit stark an Gewicht verloren hat. Betroffene ziehen sich oftmals auch übergroße Pullover oder Jacken an, um ihren Körper zu „verstecken". Auch ein starker Haarausfall oder das Ausbleiben der Periode sind ernst zu nehmende Warnsignale.

Rückzug aus dem sozialen Umfeld
Betroffene ziehen sich häufig sehr zurück, sind am liebsten allein. Sie lehnen Treffen mit Freunden ab und meiden weitere familiäre Kontakte. Sie haben vor allem Sorge, mit Freunden essen gehen zu müssen oder gemeinsam zu kochen. Darüber haben Sie bereits gelesen. Alles, was Betroffene nicht kontrollieren können, bereitet ihnen Angst. Hinzu kommt, dass sie tatsächlich kaum noch Zeit für soziale Kontakte haben, da sie permanent mit dem Thema Essen beschäftigt sind oder Sport treiben.

Vielleicht stellen Sie fest, dass Ihr Kind nicht mehr so fröhlich und lebenslustig ist wie früher. Eine gedrückte oder depressive Stimmungslage ist charakteristisch für Personen mit Essstörungen. Sie reagieren schnell gereizt und sind sehr impulsiv. Oftmals lehnen sie auch Körperkontakt ab. Ein Umarmen fällt ihnen schwer.

Was können Sie nun tun?
Sie haben jetzt jede Menge Informationen erhalten, die Ihnen dabei helfen, das Essverhalten Ihres Kindes besser einschätzen zu können. Stellen Sie nun fest, dass viele Warnsignale für eine Essstörung auf Ihre Tochter zutreffen, sollten Sie handeln. Nehmen Sie die Situation an und sprechen Sie behutsam und einfühlsam mit Ihrem Kind über Ihren Verdacht. Hilfestellungen für ein solches Gespräch finden Sie auf S. 43. An wen Sie sich wenden können und wer Ihnen weiterhelfen kann, erfahren Sie auf S. 37.

Für Sie als Eltern ist es nicht immer einfach, die Situation einzuschätzen. Vielleicht sind Sie hin- und hergerissen und wissen nicht genau, wie Sie das Verhalten Ihrer Tochter einschätzen sollen. Die Sorgen sind groß, dass eine Essstörung vorliegen kann, obwohl nicht gleich alles dafürspricht. Lassen Sie sich beraten, auch wenn sie „nur" unsicher sind. Erste Anlaufstellen können Beratungsstellen für Essstörungen sowie Ärzte und Therapeuten sein. Lesen Sie dazu auf S. 37.

Die Folgen von Essstörungen

Viele der Maßnahmen, die von den Betroffenen einer Essstörung getroffen werden, um das Gewicht zu beeinflussen, können gravierende körperliche und seelische Folgen haben.

Maßnahmen, die ergriffen werden, um das Gewicht zu beeinflussen	Gefahren/gesundheitliche Folgen
Unzureichende Kalorienzufuhr	körperlich: • Ausbleiben der Regelblutung • Verminderung der Knochendichte • Haarausfall • minderdurchblutete Finger und Füße • niedriger Puls, niedriger Blutdruck • erniedrigte Körpertemperatur • auffällige Laborparameter psychisch: • Stimmungsverschlechterung bis hin zu einer Depression • sozialer Rückzug • erhöhter Bewegungsdrang • erhöhte Kälteempfindlichkeit • vermindertes Interesse an Sex • Einschränkung der kognitiven Leistungsfähigkeit
Auslassen von Mahlzeiten, wiederkehrendes Fasten	Heißhunger- und Essanfälle
Selbst herbeigeführtes Erbrechen	• Zahnschäden • Störungen des Elektrolyt- und Wasserhaushalts des Körpers • Störung der Nierenfunktion
Missbrauch von Abführmitteln und Entwässerungsmitteln	• Durchfall im Wechsel mit Verstopfung • Störungen des Elektrolyt- und Wasserhaushalts des Körpers • Störung der Nierenfunktion • schwere Verstopfung bis hin zum Darmverschluss
Übermäßiger Sport	• erhöhte Gefahr von Knochenbrüchen • übermäßige Belastung von Sehnen und Gelenken

Quelle: Patientenleitlinie „Diagnostik und Behandlung von Essstörungen", 1. Auflage 2015

Kinder stark machen

Sie sind in Sorge, Ihr Kind könnte eine Essstörung entwickeln. Auf den folgenden Seiten erfahren Sie, wie Sie rechtzeitig gegensteuern können.

Haben Sie auch an sich schon einmal feststellen können, wie Gefühle Ihr Handeln bestimmen? Vielleicht waren es positive Gefühle, die Sie dazu beflügelt haben, etwas Gutes für sich zu tun. Negative Emotionen, wie Angst, Selbstzweifel oder Wut, können das Gegenteil bewirken. Das Gefühl, nicht zu genügen, Herausforderungen nicht meistern zu können oder nicht allen gerecht zu werden, kann eine Essstörung begünstigen.

Eltern sollten durch ein achtsames und bewusstes Miteinander die Persönlichkeit ihres Kindes fördern. Dies hört sich im ersten Moment schwierig an, doch das ist es nicht. Im diesem Kapitel lesen Sie, wie Sie das Selbstbewusstsein stärken können.

Rechtzeitig gegensteuern

Es gibt nicht die typische Familie, in der sich eine Essstörung entwickelt. Jede Familie hat ihre ganz individuelle Struktur. Manche Betroffene wächst in einem sehr behüteten Elternhaus auf, in dem ein hoher Leistungsdruck herrscht. Neben der Schule, der Ausbildung oder dem Beruf gibt es noch ein ausgefülltes Freizeitprogramm, sodass keine leistungsfreien Zeiträume bleiben. In manchen Familien werden Konflikte gemieden, in anderen heftig ausgelebt. Ebenso trifft es Familien, in denen den Kindern wenig Beachtung geschenkt wird. Sie sind auf sich alleine gestellt und haben keinen Rückhalt. Mehr über die Rolle, die die Familie bei der Entstehung einer Essstörung spielen kann, können Sie auf S. 89 nachlesen.

Vielleicht befürchten Sie aber auch, Ihr Kind könnte in eine Essstörung geraten, weil es verschiedenen ungünstigen Einflüssen von außen ausgesetzt ist. Es kann zum Beispiel sein, dass es sehr schlanken Vorbildern nacheifert oder dass in seiner Peergroup die Themen Abnehmen und Figur eine große Rolle spielen. Die sozialen Medien können diese Einflüsse noch verstärken, indem sie den Jugendlichen beispielsweise Plattformen bieten, um sich nahezu permanent über diese Themen auszutauschen.

Wenn Sie sich aus einem dieser Gründe Sorgen machen, dann sollten Sie versuchen, die Persönlichkeit Ihrer Tochter oder Ihres Sohnes zu fördern:

▸ Stärken Sie das Selbstvertrauen Ihres Kindes.
▸ Gehen Sie respektvoll miteinander um.
▸ Geben Sie positives Feedback.

> **Die Bedeutung der Peergroup:** Bei Jugendlichen gewinnen Freundschaften zunehmend an Bedeutung. Mit dem Loslösen von den Eltern orientieren sie sich immer mehr an Gleichaltrigen, der sogenannten Peergroup. Hier dazuzugehören, ist enorm wichtig. Möglich ist, dass für den „Eintritt" in solch eine Gruppe das Körpergewicht oder die Figur eine Rolle spielt. Ein solcher Gruppendruck kann eine Essstörung mit begünstigen.

- Bringen Sie zum Ausdruck, dass Sie Ihr Kind lieben.
- Rituale in der Familie, beispielsweise gemeinsame Mahlzeiten, geben Ihrem Kind Sicherheit.
- Sorgen Sie dafür, dass Ihr Kind neben den täglichen Anforderungen und Terminen auch Freiräume für sich hat.
- Denken Sie gemeinsam über Schönheitsideale, soziale Medien und gesundes Essen nach.
- Helfen Sie Ihrem Kind, mit Konflikten umzugehen.

Doch was bedeutet das konkret? Im Folgenden erhalten Sie einige Hinweise, wie Sie diese Prinzipien im Alltag mit Ihrem Kind mit Leben füllen können.

Die eigene Einstellung prüfen

Im besten Fall sind Sie als Eltern ein positives Vorbild in Bezug auf Essen und Körpergefühl. Das ist aber vielleicht auch für Sie eine Herausforderung. Die folgenden Fragen helfen Ihnen, zu prüfen, welche Einstellung Sie selbst Ihrem Körper gegenüber haben:

- Wie geht es mir in meinem Körper?
- Welche Rolle spielt meine Figur für mein Selbstbewusstsein?
- Was sind meine Vorbilder, was sind wichtige Werte in meinem Leben?
- Welche Rolle spielt Essen für mich? Wie ernähre ich mich?
- Wie „anfällig" bin ich für Diäten?
- Wozu treibe ich Sport? Habe ich ein „festes Pensum"? Und was passiert, wenn ich es nicht einhalte?
- Welche Vorerfahrungen habe ich mit Essstörungen?
- Welche Gefühle und Gedanken lösen übergewichtige bzw. untergewichtige Personen bei mir aus?

Positive Grundhaltung entwickeln

Sie als Eltern kennen Ihr Kind am besten. Sie merken, wenn es immer wieder mit sich selbst oder mit dem, was es tut, hadert. Ein mangelndes Selbstwertgefühl, verbunden mit einem niedrigen Selbstvertrauen, kann zu einem negativen Selbstbild führen. Es kommen Gedanken auf wie: „Ich bin nichts wert", „Ich kann das sowieso nicht" oder „Ich bin hässlich". Solche Kinder entwickeln eher eine Essstörung als Kinder, die selbstbewusst und stark durchs Leben gehen.

Das Miteinander in der Familie hat großen Einfluss auf das Selbstwertgefühl. Wichtig sind ein wertschätzender Umgang und eine positive Grundhaltung gegenüber Ihrem Kind. Zeigen Sie ihm, wie wichtig es für Sie ist. Sparen Sie nicht mit Lob. Aussagen wie „Toll gemacht" oder „Das hast du ja gut gelöst" reichen hier schon aus. Damit vermitteln Sie Ihrem Kind, wie sehr Sie es wahrnehmen. Üben Sie auf der anderen Seite aber auch Kritik, wenn Sie es für richtig erachten. Zeigen Sie offen Ihre Gefühle, wenn Sie enttäuscht sind. Vermeiden Sie dabei jedoch abwertende Bemerkungen. Sprechen Sie mit Ihrem Kind darüber, warum Sie etwas nicht gut fanden.

Miteinander reden

Wenn Sie das Gefühl haben, Ihr Kind möchte mit Ihnen über seine Probleme sprechen, nehmen Sie sich ganz bewusst Zeit dafür. Fragen Sie einfühlsam und geduldig nach und machen Sie sich ein Bild von der Situation. Zeigen Sie Verständnis für die Sorgen und Probleme Ihres Kindes. Es kann eine Erleichterung sein, wenn Sie ihm damit deutlich machen, dass Sie für Ihr Kind da sind.

→ **Wenn Ihr Kind nicht reden möchte**

Drängen Sie Ihr Kind nicht zu einem Gespräch, wenn es dies nicht möchte. Vielleicht braucht es noch etwas Zeit, um mit Ihnen über seine Probleme zu sprechen. Lassen Sie jedoch nicht locker und suchen Sie das Gespräch zu einem späteren Zeitpunkt, wenn Sie das Gefühl haben, dass etwas Ihr Kind bedrückt.

Erfolgstagebuch schreiben: Erfolge werden oftmals gar nicht wahrgenommen. So kann sich das Eigenbild aufbauen, bislang keine Erfolge gehabt zu haben. Dabei hat jeder Erfolge, sie müssen nur erkannt und sich selbst zugeschrieben werden. Ein Erfolgstagebuch hilft dabei. Es zeigt auf, was gut funktioniert hat und was an dem Tag erreicht wurde. Dazu zählen auch kleine Dinge, beispielsweise für die Freundin da zu sein, wenn sie Probleme in der Schule hat, oder einfach morgens pünktlich aufzustehen, um ohne Hektik und Stress zur Schule gehen zu können.

> **Krisenherd Pubertät.** Wenn Sie sich als Eltern zu stark in die Belange der Kinder einmischen und ständig präsent sind, bleiben die Bedürfnisse, Wünsche und Gefühle der Kinder oft auf der Strecke. Gerade in der Pubertät ist es ganz wichtig, dass Sie sich als Eltern einmal zurücknehmen, auch wenn es Ihnen vielleicht schwerfällt. Sie stärken damit das eigene und auch das gegenseitige Vertrauen.

Schildern Sie Ihrem Kind, welche Verhaltens- oder Wesensänderungen Ihnen aufgefallen sind. Sprechen Sie in Ich-Botschaften, zum Beispiel: „Ich habe das Gefühl, dass du viel Druck in der Schule verspürst" oder „Für mich fühlt es sich gerade so an, als wenn du uns aus dem Weg gehst". Seien Sie dabei aber nicht vorwurfsvoll, sondern signalisieren Sie, dass Sie Ihrem Kind helfen möchten, eine Lösung zu finden.

Etwas anders ist die Situation, wenn Sie bereits relativ sicher sind, dass eine Essstörung vorliegt. Wie Sie hier ins Gespräch finden, erfahren Sie auf S. 43.

Eigene Erfahrungen machen lassen

Eltern wollen immer das Beste für ihr Kind. Häufig versuchen sie daher, Misserfolge und Enttäuschungen möglichst abzuwenden. Es ist jedoch wichtig, dass es seine eigenen Erfahrungen macht – ob positiv oder negativ. Nur so lernt es, Herausforderungen zu bewältigen oder mit bestimmten Situationen umzugehen. Ist dies nicht der Fall, wird es eher unsicher, es zweifelt an sich und verliert das Vertrauen in das eigene Handeln und Denken.

Lassen Sie daher Ihr Kind Dinge ausprobieren und seine eigenen Ideen und Vorstellungen umsetzen, ohne dabei alles vorzugeben. Trauen Sie Ihrem Kind etwas zu, vertrauen Sie in seine Fähigkeiten, seien Sie da, wenn es Sie braucht, und bieten Sie ihm im Fall der Fälle Rückhalt. Vermitteln Sie ihm, dass man nicht perfekt sein muss und dass es nicht schlimm ist, wenn etwas nicht gelingt. Zeigen Sie ihm, dass man aus Fehlern lernen kann.

Mit Gefühlen und Emotionen umgehen

Unterstützen Sie Ihr Kind dabei, seine Gefühle und Gedanken kennenzulernen. Lassen Sie es bewusst erleben, was es heißt, traurig oder ängstlich zu sein. Fragen Sie nach: „Tut das gut?" oder „Willst du gerade eher Ruhe oder sollen wir etwas unternehmen?". Üben Sie keinen Druck aus und akzeptieren Sie seine Wahrnehmungen wie Müdigkeit, Unruhe, Hunger oder Durst.

> **Checkliste**
>
> ## So stärken Sie Ihr Kind
>
> Wer mit Selbstvertrauen durchs Leben geht und ein starkes Selbstwertgefühl hat, dem fällt es leichter, sich den alltäglichen Anforderungen zu stellen, Schwierigkeiten und Konflikte zu lösen und Verantwortung zu übernehmen – für sich und andere.
>
> ☐ Geben Sie Ihrem Kind Selbstvertrauen, indem Sie
> - an Ihr Kind glauben,
> - ihm die Möglichkeit geben, eigene Erfahrungen zu machen,
> - ihm erklären, dass nicht immer alles gelingen muss und
> - dass es aus Fehlern lernen kann.
>
> ☐ Stärken Sie gleichzeitig das Selbstwertgefühl Ihres Kindes: Zeigen Sie Interesse an Ihrem Kind. Fragen Sie nach, was es erlebt und woran es Spaß hat. Respektieren Sie aber auch, wenn es sich nicht mitteilen möchte.
>
> ☐ Ermöglichen Sie Ihrem Kind, Ihnen etwas Gutes zu tun. Überlassen Sie ihm Aufgaben, die es selbst erledigen und entscheiden kann, und zeigen Sie ihm, dass Sie es dafür wertschätzen. Das fördert Vertrauen.
>
> ☐ Verlangen Sie von Ihrem Kind nicht, dass es perfekt ist. Machen Sie deutlich, dass es nicht immer der oder die Beste sein muss. Verbinden Sie Wertschätzung nicht mit Leistung.
>
> ☐ Vergleichen Sie Ihr Kind nicht mit anderen.

Sie als Eltern sind Vorbild für Ihre Kinder, auch beim Umgang mit Emotionen. Indem Sie ihnen zeigen, dass auch Sie einmal wütend oder enttäuscht sind, erfahren Ihre Kinder, wie Sie damit umgehen. Sprechen Sie daher mit ihnen darüber. Seien Sie ehrlich, wenn Sie beispielsweise einen besorgten Eindruck machen und Ihr Kind Sie fragt, was Sie bedrückt. Ihr Kind wird irritiert sein, wenn Sie ihm nicht die Wahrheit sagen. Diese Verunsicherung kann dazu führen, dass es seinen eigenen Empfindungen nicht mehr vertraut oder sich vielleicht sogar selbst die Schuld an Ihrer schlechten Stimmung gibt. In solch einem Moment sollten Sie mit Ihrem Kind in Ruhe sprechen, ihm aber auch deutlich machen, dass es sich keine Sorgen machen muss.

Helfen Sie Ihrem Kind, Gefühle auszudrücken, und sprechen Sie mit ihm darüber. Es hilft sehr, wenn Sie in Momenten der Trauer oder Wut für Ihr Kind da sind. Machen Sie sich nicht lustig über die Emotionen Ihres Kindes, sondern nehmen Sie sie ernst. Schämen Sie sich auch nicht vor anderen für die Gefühle Ihres Kindes. Vermitteln Sie ihm, dass es vollkommen in Ordnung ist, wie es fühlt:
- Spenden Sie Trost, wenn es traurig ist.
- Freuen Sie sich mit ihm.
- Seien Sie verständnisvoll, wenn es wütend ist.
- Wenn es ängstlich ist, geben Sie ihm Sicherheit, indem Sie für Ihr Kind da sind.

Konflikte bewältigen lernen
Es ist ganz normal, dass es in einer Familie zu Meinungsverschiedenheiten kommt. Kinder müssen lernen, mit solchen Situationen gut umgehen zu können. Sie dürfen Konflikte nicht als Gefahr ansehen, vor denen man flüchten muss – eventuell in eine Essstörung. Kinder ebenso wie Eltern dürfen verärgert oder wütend über den anderen sein. Wichtig ist, Wege aufzuzeigen, sich wieder zu versöhnen. Häufig sind es Missverständnisse, die zu Konflikten führen. Nehmen Sie in solchen Momenten nicht die Position eines „Vorgesetzten" ein. Erklären Sie Ihrem Kind in aller Ruhe, wie Sie sich fühlen. Bleiben Sie beim Thema und verallgemeinern Sie die Sache nicht zu sehr. Eine Aussage wie „Du musst aber auch immer..." führt nicht zum Ziel.

→ **Hilfe bei Mobbing und Cybermobbing**

Konflikte können auch durch tiefergehende Probleme auftreten, die das Kind allein nicht bewältigen kann. Wenn es beispielsweise Hänseleien oder Beleidigungen erfährt, etwa in der Schule oder auch im Internet, dann braucht Ihr Kind Unterstützung. Geben Sie ihm als Eltern das Gefühl, immer da zu sein, um es an die Hand nehmen zu können und gemeinsam eine Lösung zu finden. Erscheinen die Probleme auch für Sie allein nicht überwindbar, ist es wichtig, sich rechtzeitig professionelle Hilfe zu holen. Dies ist kein Zeichen für Schwäche. Es zeigt eher Stärke, sich der Situation zu stellen – auch für die Gesundheit des Kindes.

Das Schönheitsideal in den (sozialen) Medien
Die Mediennutzung, insbesondere der sozialen Medien, hat einen starken Einfluss auf Kinder und Jugendliche. Stars, die in den sozialen Medien nicht ohne Grund „Influencer" („Beeinflusser") genannt werden, geben ihnen Normen und Werte vor und zeigen,

wie sie aussehen oder sich fühlen sollen. Kindern und Jugendlichen wird das heutzutage geltende Schönheitsideal immer wieder vor Augen gehalten. Bilder oder Filme zeigen sehr schlanke Menschen, die gleichzeitig noch sehr erfolgreich sind. Diese oft aufwendig inszenierten Fotos und das permanente Bemühen um gutes Aussehen erzeugen bei Kindern, Jugendlichen und auch jungen Erwachsenen einen starken Druck, dem eigentlich unerreichbaren und gefährlichen Körperbild zu entsprechen.

Gemeinsam hinterfragen
Bleiben Sie als Eltern immer wieder mit Ihren Kindern im Gespräch. Hinterfragen Sie gemeinsam die Darstellungen: „Sind diese wirklich echt?" „Wie können die Fotos manipuliert werden?" Wichtig ist, dass sich Kinder und Jugendliche von diesen vermeintlichen Schönheitsidealen lösen können, ihren eigenen Körper akzeptieren und sich darin wohlfühlen. Dies stärkt das Selbstbewusstsein.

Während Schönheitsideale auch in den klassischen Medien vermittelt werden, kommt bei den sozialen Medien die Möglichkeit des Austauschs hinzu: Jugendliche sind fast permanent in Kontakt mit ihren Freundinnen und Freunden, eventuell aber auch mit fremden Personen, die ähnliche Interessen teilen – etwa den Wunsch, abzunehmen. Mehr zu dieser Rolle der sozialen Medien erfahren Sie auf S. 87.

→ **Niemand muss perfekt sein!**
Fühlen Sie sich selbst als zu dick und unförmig und äußern Sie dies immer wieder im Beisein Ihres Kindes, kann dies die Körperwahrnehmung Ihrer Tochter oder Ihres Sohnes negativ beeinflussen. Fördern Sie stattdessen bewusst eine gesunde Körperwahrnehmung. Betonen Sie, dass jeder irgendwelche „Makel" hat und es sich mit denen gut leben lässt. Denn kaum jemand ist perfekt – und muss es auch nicht sein. Damit unterstützen Sie Ihr Kind darin, sich so anzunehmen, wie es ist, und sich damit wohlzufühlen.

ⓘ **Hilfreich kann es sein**, sich mit den Plattformen, die junge Menschen nutzen, selbst vertraut zu machen und Regeln für die Nutzung der sozialen Medien in der Familie zu etablieren. Wie das gelingen kann, erfahren Sie in dem Ratgeber „TikTok, Snapchat und Instagram – Der Elternratgeber" von der Stiftung Warentest.

Als Eltern Vorbild sein

Eltern sind in vielerlei Hinsicht Vorbild für ihre Kinder. Dies gilt auch für das Ernährungsverhalten. Die Essgewohnheiten in der Familie und die damit verbundenen Rituale beeinflussen das Verhältnis der Kinder und Jugendlichen zum Essen (siehe S. 89). Ein auffallendes Essverhalten der Eltern, beispielsweise häufig für eine längere Zeit Diät halten oder bestimmten Ernährungsstilen extrem intensiv folgen, wird zum Teil unbewusst übernommen.

Das heißt nicht, dass Sie als Eltern nicht auch einmal eine Diät machen dürfen, um ein paar Kilos abzunehmen. Vermitteln Sie Ihrem Kind aber eine gesunde Einstellung zum Essen und leben Sie dies auch vor. Denken Sie gemeinsam über den wöchentlichen Speiseplan nach, gehen Sie mit Ihrem Kind einkaufen und bereiten Sie wenn möglich die Speisen auch zusammen zu. Machen Sie deutlich, dass Essen etwas Schönes und Genussvolles ist – nichts, was krank machen sollte.

Holen Sie sich Rat und Hilfe

Wenn Sie unsicher sind, ob eine Essstörung vorliegt, informieren Sie sich weiter und holen Sie sich Rat. Beratungsstellen ebenso wie Ärzte und Therapeuten helfen Ihnen.

Für Eltern ist es nicht einfach, ein verändertes Essverhalten richtig einzustufen. Vielleicht verweigert Ihr Sohn schon seit einiger Zeit das Essen am Mittagstisch oder Sie stellen fest, wie wichtig das Thema Figur und Aussehen für Ihre Tochter ist. Nehmen Sie die Veränderungen ernst und informieren Sie sich. Sie haben nun schon erfahren, welche Formen der Essstörungen es gibt und welche Anzeichen darauf hindeuten. Das Wissen rund um die Erkrankung erleichtert es Ihnen, den Betroffenen zu verstehen. Wenn Sie unsicher sind, Ängste und Sorgen haben, holen Sie sich professionelle Hilfe.

→ **Nicht unter Druck setzen**

Aussagen wie „Jetzt reiß dich endlich zusammen!" oder „Verhalte dich doch endlich mal wieder normal" helfen nicht weiter, ganz im Gegenteil. Sie führen dazu, dass sich die Betroffenen weiter zurückziehen.

Beratungsstellen können helfen

Erste Anlaufstellen für Eltern und Angehörige können Beratungsstellen zum Thema Essstörungen sein. Hier finden Sie Hilfe, wenn Sie das Essverhalten Ihres Kindes verunsichert und Sie nicht wissen, ob es eine Essstörung ist. Die Berater arbeiten professionell und kennen sich mit der Erkrankung aus. Sie unterstützen Sie dabei, den richtigen Weg zu finden, wie Sie sich gegenüber Ihrem Kind verhalten sollen und was die nächsten Schritte sind. Sprechen Sie Ihre Beobachtungen und Sorgen an. Seien Sie ehrlich und fragen Sie nach, wenn Sie etwas nicht verstehen. Sie erhalten Adressen, an die Sie sich wenden können. Auf Wunsch erfolgen die Gespräche anonym. Die Berater sind auch zur Verschwiegenheit verpflichtet, sodass niemand erfährt, dass Sie Kontakt aufgenommen haben.

Über diese Wege können Sie eine Beratungsstelle in Ihrer Nähe finden:

Per Telefon:
- **Bundeszentrale für gesundheitliche Aufklärung (BZgA),** Telefonnummer: 0221 892031 (Preis für Gespräche in das Kölner Ortsnetz)
- **Unabhängige Patientenberatung Deutschland,** Telefonnummer: 0800 0 11 77 22 (gebührenfrei aus allen Netzen)

Online-Suche in Datenbanken:
- **Bundeszentrale für gesundheitliche Aufklärung:** www.bzga-essstoerung.de
- **Bundesfachverband Essstörungen:** www.bundesfachverbandessstoerungen.de/

Essstörungen verstehen

Information gibt Sicherheit und schafft Vertrauen. Wenn Sie gut informiert sind, können Sie Verhaltensänderungen besser einordnen. Sie fühlen sich sicherer. Gleichzeitig schafft es Vertrauen bei der Betroffenen, wenn sie spürt, dass sie Ihnen so wichtig ist, dass Sie sich ihretwegen informieren und Rat holen.

Viele der in den Datenbanken genannten Institutionen bieten auch eine telefonische oder Online-Beratung an. In manchen Städten gibt es spezielle Beratungszentren für Essstörungen, in anderen können Sie sich an psychosoziale Beratungsstellen oder Sucht- und Drogenberatungsstellen wenden. Nutzen Sie diese Beratungsangebote.

Informationen im Netz

Viele Menschen informieren sich im Internet oder tauschen sich in sozialen Netzwerken aus. Darunter sind viele seriöse Informationen. Leider kursieren aber auch immer wieder Falschinformationen. Richtige von falschen Informationen zu unterscheiden, ist nicht immer einfach.

→ Welche Quellen sind verlässlich?

Verlässliche Informationen im Internet bieten viele Kliniken oder therapeutische Einrichtungen auf ihren Webseiten. Auch Fachverbände oder öffentliche Institutionen haben hilfreiche Tipps.

Im Internet und in Büchern finden Sie viele Erfahrungsberichte von Betroffenen oder Angehörigen. Hierzu gibt es auch einige Podcasts und Videos auf YouTube. Bedenken Sie jedoch, dass nicht jede Essstörung den gleichen Verlauf hat und jede Betroffene sowie jeder Angehörige einen ganz individuellen Umgang mit der Erkrankung haben.

Im Netz gibt es außerdem zahlreiche Möglichkeiten der Online-Beratung. Neben dem Austausch per E-Mail bieten einige Beratungsstellen die Option eines Chats an, eventuell auch in einer Gruppe und anonym. Auch Beratungen per Videochat werden teilweise angeboten. Daneben gibt es Diskussionsforen, in denen sich Angehörige untereinander austauschen können. Weitere Informationen, wo Sie sich Hilfe holen können, finden Sie ab S. 170.

Gespräche mit vertrauten Personen helfen

Wenn Sie das Bedürfnis haben, mit jemandem Vertrauten über Ihre Gedanken und Befürchtungen zu sprechen, sollten Sie es tun. Vielleicht hat der Ehepartner ähnliche Beobachtungen gemacht, es aber noch nicht offen ausgesprochen. Auch Freunde oder Großeltern, die häufig Kontakt mit der Betroffenen haben, können Ihnen als offene Zuhörer ein Stück Last von den Schultern nehmen. Manchmal gibt es für die eine oder andere Verhaltensänderung auch eine Erklärung, die für Sie so noch nicht offensichtlich war.

Wenn es Ihnen wichtig ist, dass nicht jeder von Ihren Sorgen erfährt, denken Sie darüber nach, wem Sie sich anvertrauen. Sie brauchen Menschen, die offen und ehrlich zu Ihnen sind, Sie mit Ihren Emotionen auffangen und vielleicht mit praktischen Tipps unterstützen können. Sie wissen am besten, wer als Gesprächspartner geeignet ist. Sie werden merken, wie gut es tut, sich seine Probleme von der Seele reden zu können. Bitten Sie ihn, sich über Essstörungen zu informieren. Denn wer über die Erkrankung Bescheid weiß, kann Sie besser verstehen.

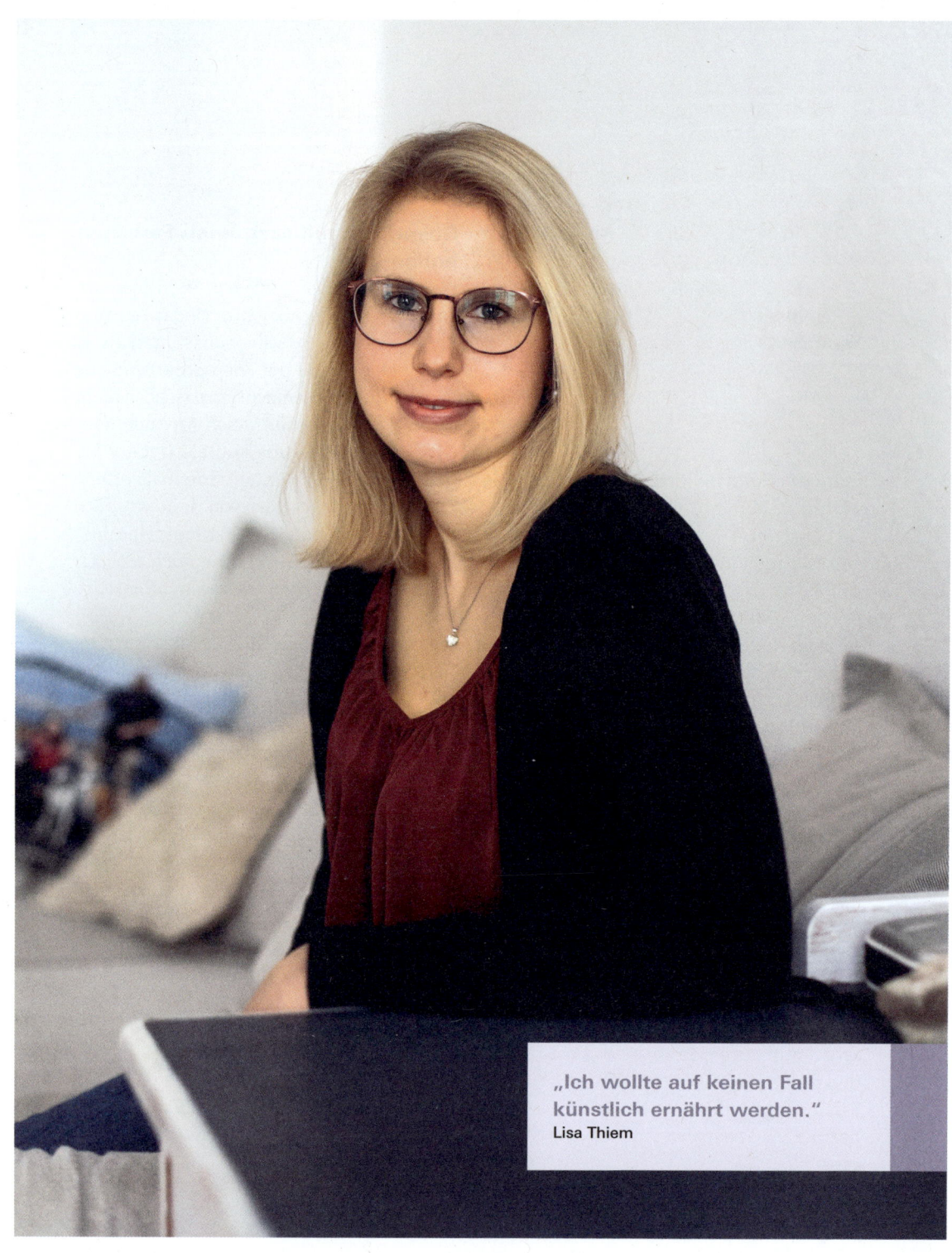

„Ich wollte auf keinen Fall künstlich ernährt werden."
Lisa Thiem

Veränderungen einleiten

Sie vermuten, dass bei Ihrer Angehörigen eine Essstörung vorliegt. Dies muss nun professionell abgeklärt werden. Wenn Sie mit Ihrer Vermutung richtig liegen, ist eine Behandlung erforderlich. Dafür gibt es verschiedene Therapieformen.

Im vorangegangenen Kapitel haben Sie sich über Essstörungen informiert und viel über die Anzeichen der verschiedenen Krankheitsformen erfahren. Das war ein wichtiger Schritt. Denn nur wenn Sie Bescheid wissen, können Sie der Betroffenen helfen. Wahrscheinlich sind Sie auch die Checkliste (siehe S. 24) durchgegangen. Sie sehen nun etwas klarer, dass vieles, was Ihnen in letzter Zeit aufgefallen ist, auf eine Essstörung hindeutet. Vermutlich wurde Ihnen manches erst bewusst, nachdem Sie das erste Kapitel gelesen haben.

Sie spüren vielleicht, dass einiges heimlich abläuft, was Sie bislang nicht beachtet hatten. Möglicherweise haben Sie auch eine Beratungsstelle aufgesucht oder sich per Telefon oder Internet beraten lassen – und dieses Gespräch hat Sie in Ihren Befürchtungen bestärkt, dass tatsächlich eine Essstörung vorliegen könnte.

Vielleicht sind Sie zum jetzigen Zeitpunkt aber auch eher verwirrt, weil die Dinge aus Ihrer Sicht nicht so richtig zusammenpassen. Das kann durchaus passieren, denn das Krankheitsbild ist sehr komplex und daher können Essstörungen sehr unterschiedlich erscheinen. Zudem gehört es durchaus zu der Erkrankung, dass Betroffene es nahezu perfekt beherrschen, eine „heile Welt" darzustellen. Es ist nur zu verständlich, wenn man ihnen glauben möchte.

Doch vertrauen Sie Ihrem unguten Gefühl. Lassen Sie sich nichts vormachen. Etwas stimmt nicht und das gilt es abzuklären. Sollte tatsächlich eine Essstörung vorliegen, muss etwas passieren, damit es nicht noch schlimmer wird. Es wird Zeit, die Betroffene auf ihr Verhalten anzusprechen und sie zu überzeugen, dass es so nicht weitergeht. Schieben Sie dieses Gespräch nicht hinaus.

→ **Je eher Sie handeln, umso besser!**
Essstörungen sind schwere Erkrankungen, doch sie sind behandelbar! Und je frühzeitiger die Behandlung beginnt, umso größer sind die Erfolgschancen. Gehen Sie dieses Thema daher jetzt an.

Worauf es dabei ankommt, in ein Gespräch mit der Betroffenen zu finden, erfahren Sie auf den nächsten Seiten. Sie erhalten einige Tipps, wie Sie vorgehen können, denn es kann für alle eine sehr anstrengende Situation werden, die Sie aber gut vorbereiten können. Sie erfahren, mit welcher Grundhaltung es Ihnen am besten gelingen kann, Ihr Kind zu erreichen. Immer wieder wird es darum gehen, dass Sie sich ins Gedächtnis rufen, dass Essstörungen Krankheiten sind und dass Ihr Kind sein gestörtes Verhalten daher nicht einfach „abschalten" kann.

Im Folgenden finden Sie auch Informationen über die Therapieformen bei Essstörungen und welche Rolle Sie dabei einnehmen können. Dies soll Ihre Fragen klären und auf Ihre Sorgen eingehen: Welche Hilfsangebote gibt es? Welche Therapie ist die richtige? Was bedeutet es für Sie als Eltern, wenn Ihr Kind in die Klinik muss? Wie gefährlich kann eine Essstörung sein und was kann man in kritischen Situationen tun? Auf welche Weise können Sie die Betroffene während der Behandlung unterstützen?

Ins Gespräch finden

Es wird vermutlich nicht leicht werden, mit der Betroffenen über das veränderte Essverhalten zu sprechen. Trotzdem muss es sein. Schieben Sie es nicht auf.

Lassen Sie noch einmal Revue passieren, was Sie in den letzten Wochen bemerkt haben. Machen Sie vielleicht für sich Notizen. Vergleichen Sie es mit dem, was Sie bislang in diesem Buch gelesen haben, und überlegen Sie genau, was Ihnen dabei Sorgen und Ängste bereitet. Es ist unvermeidlich, dass Sie mit der Betroffenen über Ihre Beobachtungen und Schlüsse sprechen.

Achten Sie darauf, dass das Gespräch nicht stattfindet, wenn Sie gerade etwas bemerkt haben, was Sie in Unruhe oder Sorge versetzt. Warten Sie eine ruhige Gelegenheit ab, in der Sie unter vier Augen miteinander sprechen können. Seien Sie sich bewusst, dass es für die Betroffene wahrscheinlich sehr unangenehm sein wird, mit Ihnen über das Thema zu reden.

Vor dem Gespräch
Wichtig für das Gelingen des Gesprächs ist Ihre Grundhaltung. Rufen Sie sich immer wieder ins Gedächtnis, dass eine Essstörung eine Erkrankung ist. Wer davon betroffen ist, kann sein Verhalten nicht einfach ändern. Denn gerade dies macht die Krankheit aus. Ein Mensch mit einer Essstörung hungert nicht einfach so, er schlingt sein Essen nicht freiwillig herunter und er erbricht sich auch nicht zum Spaß – er kann einfach nicht anders. Manche Betroffene sind sich bewusst, dass etwas nicht stimmt. Sie leiden daran. Jugendliche befürchten oft, ihre Eltern mit der Krankheit zu enttäuschen, und versuchen deswegen, sie zu leugnen. Andere halten ihr zwanghaftes Verhalten für normal und empfinden sich nicht als krank. Dennoch geht es den meisten von ihnen schlecht.

→ **Erwarten Sie nicht zu viel**

Bei Ihrem ersten Gespräch werden Sie wahrscheinlich noch nicht allzu viel erreichen. Es ist nicht zu erwarten, dass die Betroffene Ihnen gleich zustimmt, dass es ein Problem gibt, und dass sie professionelle Hilfe in Anspruch nehmen will. Das macht aber nichts. Wichtig ist, den Anfang zu machen und den Stein ein klein wenig ins Rollen zu bringen. Vertrauen Sie darauf, dass Sie sie damit zum Nachdenken bringen. Lassen Sie nicht locker, sprechen Sie das Thema bei nächster Gelegenheit wieder an.

Essstörungen verstehen

Für Eltern: Wer führt das Gespräch? Überlegen Sie wenn möglich zusammen, wer von Ihnen das Gespräch führt. Das Thema ist nicht automatisch Frauensache. Vielleicht ist es sogar günstiger, wenn der Vater das Gespräch mit dem Kind führt, weil Männer oft nüchterner und weniger emotional sprechen. Möglicherweise ist das Verhältnis des Kindes zur Mutter in den letzten Wochen ohnehin etwas angespannt, weil die Mutter das Kind im Familienalltag schon öfter kritisiert oder ermahnt hat. Das könnte ein Gespräch von Beginn an sehr angespannt gestalten und vielleicht schnell zu einem Streit führen, ohne dass Sie überhaupt über Ihre Sorgen sprechen konnten.

Dem Gespräch Struktur geben

In vielen Familien ist es nicht üblich, offen über Probleme, Sorgen und Gefühle zu sprechen. Es fehlt auch einfach die Übung, vor allem mit einer solchen für Sie belastenden Situation.

Deswegen ist es für Sie wichtig, sich vorher klar zu werden, was Sie sagen wollen. Überlegen Sie, warum Sie eigentlich so dringend mit der Betroffenen sprechen müssen.

Dafür gibt es die folgenden wichtigen Argumente:
- Eine Essstörung kann schwere körperliche Folgen haben, schlimmstenfalls sogar lebensbedrohlich werden (siehe S. 76).
- Eine Essstörung führt auf Dauer in die Isolation. Freunde und Kollegen wenden sich ab, weil sie das Verhalten der Betroffenen nicht verstehen können.
- Eine Essstörung macht nicht glücklich, denn sie löst die Probleme nicht, die die Betroffene in die Essstörung geführt haben.
- Aus einer Essstörung findet man meistens nicht allein hinaus. Dazu benötigt man in der Regel Hilfe von Fachleuten, die sich damit auskennen.
- Je eher man mit der Behandlung beginnt, desto besser sind die Heilungschancen.
- Eine Essstörung ist eine schwere Erkrankung. Auch bei jeder anderen Erkrankung würde man darauf drängen, dass sich der Erkrankte behandeln lässt.

Nachdem Sie der Betroffenen Ihre Argumente genannt haben, sollten Sie sie nicht mit diesen Gedanken alleinlassen, sondern ihr weitere Hilfe anbieten.
- Bieten Sie ihr an, sie zu einer Beratungsstelle, einem Arzt oder Therapeuten zu begleiten.
- Erzählen Sie, welche Anlaufstellen es in Ihrem Umkreis gibt.

- Erläutern Sie, dass man sich auch telefonisch oder online beraten lassen kann. Wer dies möchte, kann es auch anonym machen.
- Halten Sie eine Broschüre bereit, damit sich die Betroffene informieren kann, oder einen Zettel mit einer empfehlenswerten Internetadresse. (Adressen von Einrichtungen, die über Essstörungen informieren, finden Sie im Serviceteil ab S. 170.)

Was kann auf Sie zukommen?
Sie kennen die Betroffene am besten und können sich vorstellen, wie sie wahrscheinlich in einem Gespräch reagieren wird. Vermutlich haben Sie in letzter Zeit schon die eine oder andere Auseinandersetzung mit ihr wegen ihres krankheitsbedingten Verhaltens gehabt und das ist vielleicht nicht gut gelaufen. Überlegen Sie daher im Vorfeld des Gesprächs, wie sie sich verhalten könnte und wie Sie darauf reagieren wollen.
- Die Betroffene könnte ein Stichwort aufgreifen und es irgendwie nutzen, um das Thema zu wechseln. → Seien Sie aufmerksam und lassen Sie sich nicht in ein Gespräch über etwas verwickeln, was gar nicht Ihr Anliegen ist.
- Die Betroffene schämt sich dafür, dass sie ein Problem hat. → Wenn Sie dies spüren, signalisieren Sie Respekt und Verständnis.
- Die Betroffene findet Erklärungen für ihr Verhalten, die Sie beruhigen sollen. → Behalten Sie einen klaren Kopf und lassen Sie sich nicht ablenken oder vertrösten.
- Die Betroffene gibt zu, dass etwas nicht stimmt, und verspricht, ihr Verhalten zu ändern. → Glauben Sie ihr, dass sie es ernst meint, aber machen Sie sich zugleich klar, dass ihr Verhalten krankheitsbedingt ist. Die Betroffene wird es auch beim besten Willen nicht allein ändern können. Lassen Sie sich nicht auf Versprechungen ein. Sagen Sie, dass Ihre Sorgen bestehen bleiben und dass Sie wünschen, dass sich die Betroffene professionell helfen lässt.

Beherzigen Sie in diesem Gespräch auch die folgenden Tipps:
- Sprechen Sie nicht über Lebensmittel und diskutieren Sie nicht über das Essen als solches. Das lenkt nur vom eigentlichen Thema ab. Worum es geht, ist das veränderte bzw. gestörte Verhalten.
- Lassen Sie sich nicht darauf ein, mit der Betroffenen über ihre Figur zu sprechen. Das führt zu nichts.
- Seien Sie darauf vorbereitet, dass die Betroffene Sie zurückweist oder sich mit einem aggressiven Ton zur Wehr setzt. Lassen Sie sich davon nicht einschüchtern oder verletzen.

Es ist wahrscheinlich schwer zu ertragen, wenn die Person, um die Sie sich große Sorgen machen und der Sie helfen möchten,

Essstörungen verstehen

Rückzieher sind möglich. Vielleicht stimmt die Betroffene zunächst zu, sich professionell beraten zu lassen, will dann aber nichts mehr davon wissen. Für Sie ist das sehr enttäuschend, vielleicht auch frustrierend. Ein solches Verhalten ist nicht ungewöhnlich. Geben Sie nicht auf, auch wenn es Sie immer wieder viel Kraft kostet. Manchmal braucht es mehrere Anläufe, bis Betroffene sich wirklich auf professionelle Hilfe einlassen können. Versuchen Sie bei diesem Auf und Ab ganz bewusst, sich Freiräume zu schaffen und sich zu erholen. Wie Sie auch für sich sorgen können, erfahren Sie ab S. 107.

Sie abwimmelt, alles abwiegelt und nicht einsieht, dass sie krank ist. Lassen Sie sich nicht entmutigen, bleiben Sie dran. Machen Sie sich klar, dass die fehlende Einsicht Ausdruck der Krankheit ist.

Warum „Aber du bist nicht dick!" nichts bringt

Eine Betroffene mit Magersucht hält sich für dick, selbst wenn sie starkes Untergewicht hat. Das ist keine Frage des Schönheitsideals, sondern die Selbstwahrnehmung der Betroffenen ist durch die Krankheit verzerrt: In ihren Augen ist sie dick; sie sieht im Spiegel eine dicke Person. Versuche, sie im Gespräch vom Gegenteil zu überzeugen, sind aussichtslos. Die Betroffene hat zumeist keine Krankheitseinsicht und wird sie dadurch wohl auch nicht gewinnen.

Es kann aber zudem sein, dass die Betroffene ihre Probleme zwar spürt, aber sich vor Ihnen schämt, weil sie diese nicht in den Griff bekommt. In jedem Fall gilt: Selbst wenn die Betroffene das Gespräch abblockt, hat sie doch gemerkt, dass Sie sich für sie wirklich interessieren und sich um sie sorgen. Das kann eine Wende einläuten, sich dem Problem zu stellen.

→ **Abwarten und beobachten?**
Bei einer leichteren Form einer Essstörung können Sie einige Zeit nach dem Gespräch abwarten (etwa vier Wochen), um der Betroffenen die Chance zu geben, eigenständig Veränderungen einzuleiten. Fachleute sprechen hier von „Watchful Waiting". Wenn Sie in dieser Zeit sehr unruhig und besorgt sind, nehmen Sie Kontakt zu einer Beratungsstelle auf, um die Situation zu besprechen.

Ja und Nein zugleich – Ambivalenz bei Essstörungen

Das Gespräch mit Betroffenen ist auch deshalb so herausfordernd und oft frustrie-

Checkliste

Weitere Tipps für das Gespräch

Beginnen Sie mit der Frage: „Wie geht es dir eigentlich?" Signalisieren Sie, dass Sie echtes Interesse haben und offen dafür sind, was Ihr Gegenüber sagen möchte. Seien Sie ernsthaft und geduldig und lassen Sie der Betroffenen Zeit für ihre Antwort.

Beschreiben Sie, welches veränderte Verhalten Sie bei ihr bemerken, ohne dies zu dramatisieren oder zu kritisieren:

- Ich habe bemerkt, dass du kaum noch mit uns isst.
- Du ziehst dich in letzter Zeit oft zurück; gehst direkt ins Zimmer, wenn du nach Hause kommst.
- Ich stelle fest, dass du wegen des vielen Sports gar keine Zeit mehr hast, dich mit Freunden zu treffen.
- Ich habe beim Einsortieren der Wäsche gesehen, dass du in deinem Kleiderschrank sehr viele Süßigkeiten hortest.
- Ich habe im Mülleimer ganz viele Chipstüten entdeckt.
- In der Toilette riecht es oft nach Erbrochenem. Unter der Klobrille habe ich auch schon Spuren davon gesehen.

Formulieren Sie Ich-Aussagen. Sprechen Sie Ihre eigenen Befürchtungen und Ängste aus:

- Ich mache mir Sorgen um dich, dass es dir nicht gut geht.
- Ich denke, mit deinem Essverhalten stimmt etwas nicht.
- Ich habe das Gefühl, dass du krank bist und Hilfe brauchst.

Machen Sie keine Vorwürfe und schimpfen Sie nicht. Gut gemeinte Ratschläge rufen eher Abwehr hervor. Formulieren Sie, was Sie sich wünschen:

- Ich bitte dich, mal darüber nachzudenken.
- Ich bitte dich, dich über das Thema Essstörungen zu informieren.
- Ich bitte dich, mal mit jemandem von einer Beratungsstelle für Essstörungen zu sprechen.
- Ich bitte dich, mal einen Termin bei Frau ... oder Herrn ... (Hausarzt/Kinder- und Jugendarzt) auszumachen und mit ihr/ihm darüber zu sprechen.

Überlegen Sie sich, wie Sie das Gespräch beenden werden:

- Auch wenn du die Sache jetzt als harmlos darstellst, du kannst mich nicht überzeugen. Ich bin sicher, dass es dir nicht gut geht und dass du Hilfe brauchst.
- Okay, wenn du jetzt nicht weiter mit mir sprechen willst, hören wir auf. Aber meine Sorgen bleiben bestehen. Es gibt ein Problem und das ist zu groß, als dass du es alleine lösen kannst.

rend, weil Menschen mit einer Essstörung ihrer Erkrankung selbst oft sehr zwiespältig gegenüberstehen. Sie sind hin- und hergerissen von ihrer Not auf der einen Seite und dem Nutzen, den sie aus der Essstörung ziehen, auf der anderen Seite. Diese Ambivalenz ist typisch für die Erkrankung. Sie wird auch im Therapieverlauf immer wieder deutlich und bremst oft das Vorankommen aus.

Die bloße Vorstellung, sich nicht mehr in die Essstörung flüchten zu können – in einen Essanfall oder ins Hungern –, kann für Betroffene sehr bedrohlich sein. Sie können sich nicht vorstellen, dass sie ihr Leben ohne dies ertragen können. Dennoch wissen viele Betroffene im tiefsten Innern, dass sie so nicht weiterleben können und dass sie ihre Probleme und ihre Not nicht mit der Essstörung lösen werden. Die Motivation, etwas zu ändern, wächst nur sehr langsam.

Vor allem Menschen mit Magersucht sind – zumindest zu Anfang der Erkrankung – stolz auf sich, weil sie ihren Hunger und ihren Körper so kontrollieren können. Das gibt ihnen Sicherheit. Es fällt ihnen oft sehr schwer, die Krankheit vor sich selbst einzugestehen. Verständlicherweise sind sie wenig motiviert, die Sicherheit und den Stolz, die sie sich erhungert oder durch hartes körperliches Training erreicht haben, aufzugeben. Sie haben Angst, alles zu verlieren.

Was ist ein realistisches Ziel?
Wie bereits erwähnt, sollten Sie von Ihrem Gespräch am Anfang nicht zu viel erwarten. Die Betroffene wird vielleicht nicht akzeptieren, dass sie krank ist, und sicher wird sie ihr Verhalten nicht sofort ändern – schließlich ist das ja gerade die Krankheit. Doch wenn Sie es schaffen, dass sie mit einem Therapeuten bei einer Beratungsstelle persönlich, telefonisch oder übers Internet spricht, sind Sie schon ein großes Stück weiter. Die Therapeuten kennen die vielen Vorbehalte und Ängste von Menschen mit einer Essstörung, können darauf eingehen und die Betroffenen meist davon überzeugen, dass ihnen therapeutische Hilfe guttun wird.

Ohne professionelle Hilfe geht es nicht

Wenn die Betroffene sich bereit erklärt, Hilfe in Anspruch zu nehmen, ist ein sehr wichtiger Schritt geschafft. Helfen Sie ihr, einen geeigneten kompetenten Ansprechpartner zu finden.

Ihr Kind hat sich entschieden oder lehnt es zumindest nicht mehr ab, sich helfen zu lassen. Das verdient große Anerkennung. Denn die Angst, die Essstörung zu verlieren oder an Körpergewicht zuzunehmen, ist bei den meisten Betroffenen sehr hoch. Wenn sie diese und oft auch die Scham darüber, überhaupt Hilfe zu brauchen, überwinden wollen, so ist das ein sehr mutiger Schritt. Äußern Sie Ihre Anerkennung und Freude darüber, dass Ihre Tochter dazu bereit ist.

Beratungsstellen helfen weiter

Ihr erster Ansprechpartner kann eine Beratungsstelle für Essstörungen sein (siehe S. 38). Die Beratungsstellen sind mit niedergelassenen Psychotherapeuten und Kliniken vernetzt und haben eine Schnittstellenfunktion, indem sie Patienten in eine geeignete Behandlung weiterleiten können. Für Sie wichtig: Wie Ärzte unterliegen auch Psychotherapeuten und Therapeuten in Beratungsstellen der Schweigepflicht. Das Angebot von Beratungsstellen ist in der Regel kostenlos.

Vielleicht schreckt Ihre Tochter davor zurück, persönlich irgendwo hinzugehen. Respektieren Sie diese Ängste. Es ist völlig in Ordnung, wenn sie erst einmal „nur" telefoniert oder chattet. Und es ist auch kein Problem, wenn sie zunächst anonym bleiben möchte. Jeder Schritt wird sie weiterbringen und ihr helfen, ihre Vorbehalte und Ängste zu überwinden. Achten Sie aber bei allen Kontakten darauf, dass der Ansprechpartner fachlich qualifiziert ist.

Ärzte als Ansprechpartner

Ihr erster Ansprechpartner könnte der Hausarzt oder Kinder- und Jugendarzt der Betroffenen sein, der sie schon länger kennt. Der Arzt wird mit der Betroffenen über die Krankheitszeichen reden und sie körperlich untersuchen. Wenn er aufgrund der Befunde das Vorliegen einer Essstörung für möglich hält, wird er mit ihr und gegebenenfalls mit Ihnen über den nächsten Schritt sprechen.

Je nach Situation kann er sie zur Therapie an einen Psychotherapeuten beziehungsweise in eine Ambulanz für Essstörungen überweisen. Bei schweren gesundheitlichen Beeinträchtigungen wird er sie auch in eine Klinik einweisen (siehe S. 57).

→ Sollten Sie beim Termin dabei sein?

Wenn Ihr Kind noch jung ist, werden Sie es sicher begleiten. Doch auch ältere Jugendliche und Erwachsene sind oft froh, wenn sie begleitet werden – die einen bis zur Haustür des Arztes beziehungsweise Therapeuten, die anderen wünschen auch Beistand während des Gesprächs. Fragen Sie behutsam nach und bieten Sie Ihre Begleitung an. Auch eine Freundin oder die ältere Schwester kann diese Aufgabe übernehmen.

Psychotherapeuten und psychosomatische Kliniken als Anlaufstelle
Statt zu einem Arzt zu gehen, kann die Betroffene auch direkt einen Psychotherapeuten oder die Ambulanz einer Klinik für Psychosomatische Medizin, Psychiatrie bzw. Kinder- und Jugendpsychiatrie aufsuchen. Dort finden Sie sehr kompetente Ansprechpartner. Rufen Sie vorher an und lassen Sie sich einen Termin geben, damit Sie nicht umsonst hinfahren. Wegen der großen Nachfrage ist es nicht ungewöhnlich, wenn Sie einige Wochen warten müssen, bis ein Gespräch möglich ist.

Auf S. 170 sind einige Institutionen zusammengestellt, auf deren Webseiten Sie nach Psychotherapeuten suchen können, die Erfahrungen in der Behandlung von Essstörungen haben.

Überlassen Sie die Therapieentscheidung der Betroffenen
Lernen Sie zu akzeptieren, dass der Kampf gegen die Erkrankung nur erfolgreich ist, wenn die Betroffene feststellt, dass sie mit der Essstörung allein nicht klarkommt. Sie muss bereit sein, ihr Essverhalten zu ändern. Sie wissen bereits, dass dies durch die

---

Niedergelassene Psychotherapeuten haben oft keine kurzfristigen Therapieplätze frei. Manchmal führen sie zwar Erstgespräche durch, aber bis die Therapie dann tatsächlich beginnt, können Monate vergehen. Das kann für Sie und die Betroffene sehr frustrierend sein. Wenden Sie sich in solchen Fällen an eine Beratungsstelle, den Hausarzt oder Ihre Krankenkasse. Diese können die Dringlichkeit einer Behandlung einschätzen und Ihnen Rat geben, wie Sie weiter vorgehen sollten.

Ambivalenz sehr schwerfällt (siehe S. 46). Sie können die Betroffene dabei unterstützen, indem Sie sie immer wieder dazu ermutigen, sich Hilfe zu holen. Folgende Verhaltensweisen sind dabei hilfreich:
- Seien Sie geduldig.
- Signalisieren Sie Ihre Bereitschaft, sie zu unterstützen.
- Machen Sie keine Vorwürfe.
- Geben Sie nicht auf und motivieren Sie die Betroffene immer wieder zur Therapie.
- Lassen Sie sich nicht auf Gespräche über das Essen ein und machen Sie die Mahlzeiten nicht zum täglichen Kampffeld. Richten Sie Ihren Blick auf die Therapie.

→ **Ein erstes Gespräch ist noch keine Therapie**

Mit jemandem zu sprechen, der die eigene Situation versteht, ist für Betroffene oft eine überraschende gute Erfahrung. Dies weckt meist das Interesse und ein wenig Hoffnung keimt auf. Dennoch braucht es meist mehrere Gespräche, bis eine Betroffene bereit ist, sich auf eine Therapie einzulassen.

Wenn Warten nicht infrage kommt
Falls bei der Betroffenen eine schwere Magersucht mit starkem Untergewicht oder schweren Stoffwechselstörungen vorliegt, gibt es keine Zeit für die Entscheidungsfindung und Sie dürfen sich auch nicht auf eine Wartezeit einlassen. Dann muss schnell gehandelt werden, denn die Situation kann lebensgefährlich werden.

Die Betroffenen muss ohne Verzug in einem Krankenhaus behandelt werden – notfalls gegen den Willen der Betroffenen. Was das bedeutet und wie Sie eine solche Situation bewältigen, erfahren Sie ab S. 76. Hier finden Sie auch Rat, wie Sie handeln sollten, falls die Betroffene Suizidabsichten hat.

Diagnose als Basis
Die Diagnose einer Essstörung können nur Ärzte und Therapeuten stellen, und wie bei jeder anderen Krankheit auch ist eine gründliche Diagnose durch einen Experten die Voraussetzung für eine zielführende Behandlung. Folgende Fragen müssen geklärt werden: Liegt eine Essstörung vor? Welche Form? In welchem Stadium? Gibt es körperliche Folgeschäden? Gibt es psychische Begleiterkrankungen?

Zur Diagnostik gehören eine medizinische und eine psychologische Untersuchung. Der medizinische Teil klärt ab, ob körperliche Krankheitszeichen, wie die Abnahme des Körpergewichts, möglicherweise durch andere organische Erkrankung verursacht werden. Es werden verschiedene Untersuchungen durchgeführt, wie Bestimmung von Körpergewicht und Körpergröße (siehe auch S. 168), Messung von Blutdruck, Puls und Körpertemperatur, Blut- und Urinuntersuchung, Kontrolle der Durchblutung, Untersuchung von Herz, Leber und Niere. Damit wird auch geklärt, ob die Essstörung gegebenenfalls bereits zu körperlichen Folgeschäden geführt hat, die behandelt werden müssen.

Die psychologische Diagnostik besteht vor allem aus Gesprächen mit dem Therapeuten, bei denen dieser sich ein Bild von der Art und Schwere der Erkrankung macht. Spezielle Fragebögen, die die Betroffene ausfüllt, ergänzen das Bild.

Psychische Begleiterkrankungen erkennen

Menschen mit einer Essstörung sind sehr oft auch von einer oder mehreren anderen psychischen Erkrankungen betroffen. Mediziner bezeichnen Begleiterkrankungen auch als Komorbiditäten. Am häufigsten sind Depression und Angststörungen. Des Weiteren treten häufig Zwangsstörungen, Suchterkrankungen, Persönlichkeitsstörungen oder ADHS auf. Speziell Menschen mit Magersucht haben zudem manchmal eine mehr oder weniger ausgeprägte autistische Störung.

Für Angehörige ist nicht erkennbar, ob bei einer Betroffenen zusätzlich eine weitere psychische Erkrankung vorliegt, denn Essstörungen gehen oft selbst mit depressiver Stimmungslage, emotionaler Labilität, Ängsten oder Zwängen einher. Auch die Diagnose einer psychischen Komorbidität können deshalb nur Fachleute stellen.

Körperliche Folgen einer Essstörung behandeln

Neben den psychischen Begleiterkrankungen können bei einer Essstörung – vor allem, wenn sie bereits in einem fortgeschrittenen Stadium ist – körperliche Folgeerkrankungen auftreten, oft bedingt durch Mangel- und Fehlernährung, die je nach Ausmaß zügig und konsequent untersucht und behandelt werden sollten.

Untergewicht führt zu Schwächeanfällen, niedrigem Blutdruck, hormonellen Stö-

---

DSM-5 und ICD-10: Die Kriterien für die Diagnose einer Essstörung sind im ICD-10, der zehnten Auflage der „International Classification of Diseases" zusammengestellt. Herausgeber des ICD-10 ist die Weltgesundheitsorganisation (WHO). Daneben gibt es einen ähnlichen Katalog, den DSM-5 (fünfte Auflage des „Diagnostic and Statistical Manual of Mental Disorders") der Amerikanischen Psychiatrischen Gesellschaft. Er wird vor allem in der Forschung verwendet.

Essstörungen verstehen

Psychische Begleiterkrankungen: Ursache oder Folge? Beim Thema Begleiterkrankungen sind noch viele Fragen offen. So ist bislang nicht bekannt, ob Essstörungen Ursache oder Folge der begleitenden psychischen Erkrankungen sind. Es könnte aber auch sein, dass es Risikofaktoren gibt, die sowohl Essstörungen als auch andere psychische Erkrankungen begünstigen. Das gilt es von Fachleuten abklären zu lassen, um zum einen, Sicherheit zu gewinnen, und zum anderen, die richtige Therapie zu finden.

rungen und erheblichen Mangelerscheinungen. Besonders weitreichend sind die Probleme bei jungen Betroffenen. Es kann zu einer Wachstumsverzögerung oder einem Wachstumsstopp kommen. Der Aufbau von Knochenmasse, der natürlicherweise in diesem Lebensalter erfolgt, ist vermindert. Dies kann das Risiko für Osteoporose (Knochenschwund) und damit für Knochenbrüche erhöhen. Bei Mädchen können die Menstruationsblutungen ausbleiben beziehungsweise gar nicht erst eintreten. Die gesamte Pubertätsentwicklung wird stark verzögert.

Häufiges Erbrechen kann zu einer Verätzung der Speiseröhre und des Rachens führen, zu Zahnschäden und einer Entzündung der Bauchspeicheldrüse.

Im Rahmen von Essstörungen treten oft erhebliche Verschiebungen im Wasser- und Mineralstoffhaushalt des Körpers auf. Abnorme Essgewohnheiten betreffen häufig auch das Trinkverhalten. Manche Betroffene trinken sehr, sehr viel, um den Hunger zu unterdrücken. Andere vermeiden das Trinken und trocknen den Körper dadurch aus. Wiederkehrendes Erbrechen führt zu Wasserverlust sowie zum Verlust von Mineralstoffen. Auch das Säure-Base-Gleichgewicht des Körpers gerät aus der Balance.

Missbrauch von Medikamenten
Durch den Missbrauch von Abführmitteln oder Entwässerungstabletten verliert der Körper ebenfalls Flüssigkeit und Mineralstoffe, vor allem Kalium und Natrium. Langfristig schädigt dies alles die Nieren. Der Verlust von Mineralstoffen und Flüssigkeit kann sich auch bemerkbar machen zum Beispiel in Muskelkrämpfen, Muskelschwäche, Verstopfung, Kreislaufstörungen, mangelnder Konzentration, Müdigkeit, Lustlosigkeit, innerer Unruhe und (gefährlichen) Herzrhythmusstörungen. Im Extremfall kann das Versagen lebenswichtiger Organe zum Tod führen.

→ Eine ärztliche Untersuchung ist notwendig

Auch wenn Psychologen und Pädagogen, beispielsweise in einer Beratungsstelle, gute erste Ansprechpartner sind und eine Psychotherapie den Kern der Behandlung ausmacht (siehe S. 61), sind bei Essstörungen auch eine gründliche körperliche Untersuchung sowie die Behandlung körperlicher Folgen unbedingt notwendig. Es muss also immer auch ein Arzt hinzugezogen werden, der diese Untersuchungen durchführt. Psychologen und Pädagogen können körperliche Symptome nicht behandeln und werden auf die Notwendigkeit einer medizinischen Untersuchung hinweisen und Ihnen vielleicht auch einen Arzt empfehlen, der mit Essstörungen Erfahrungen hat.

Den nächsten Schritt diskutieren

Sicherlich wird Ihnen der Therapeut, der die Diagnose gestellt hat, einen Behandlungsvorschlag machen und gegebenenfalls Alternativen aufzeigen. Dabei wird er die Angebote an Ihrem Wohnort sowie in der näheren und etwas weiteren Umgebung einbeziehen. Lassen Sie sich für Ihren individuellen Fall über die Vor- und Nachteile der infrage kommenden Therapieformen informieren. Welche Therapieformen es grundsätzlich gibt, erfahren Sie auf den folgenden Seiten.

Überlegen Sie gemeinsam mit der Betroffenen, was für sie der richtige Weg sein könnte. So eine Entscheidung braucht etwas Zeit, um zu wachsen. Suchen Sie ruhig nochmals das Gespräch mit den Therapeuten oder der Beratungsstelle, wenn Ihnen noch Fragen kommen oder Sie etwas nicht verstanden haben.

Welche Therapieformen gibt es?

Sie stehen nun an einem Punkt, den Sie vermutlich lange herbeigesehnt haben: Die Betroffene wird eine Therapie machen, um ihre Essstörung zu überwinden.

→ **Um sich auf eine Behandlung einzulassen,** braucht die Betroffene viel Mut. Doch auch für Sie ist die Situation nicht einfach. Um ohne Sorge und mit Hoffnung auf die vor Ihnen liegende Zeit schauen zu können, brauchen Sie Informationen darüber, wie Essstörungen behandelt werden. Auf den nächsten Seiten erfahren Sie Grundlegendes über die Therapie. Sie lernen die Bausteine kennen, aus denen sich die Behandlung zusammensetzt, und was es mit der Familientherapie auf sich hat.

Grundsätzlich ist zwischen einer ambulanten, teilstationären und stationären Therapie zu unterscheiden. Alle Formen haben Vor- und Nachteile, die es für die Betroffene zu prüfen gilt. Nutzen Sie hierfür auch die Gespräche mit dem Arzt oder Therapeuten.

Ambulante Therapie

Bei einer ambulanten Therapie bleibt die Patientin in ihrem vertrauten Umfeld wohnen. Die Behandlung findet in erster Linie in der Praxis eines Psychotherapeuten statt. Vielleicht bietet der Therapeut nach einem persönlichen Erstgespräch weitere Beratungen auch als Videosprechstunden an, wenn Sie dies möchten. Regelmäßige Kontrollen der körperlichen Verfassung führt der Hausarzt beziehungsweise der Kinder- und Jugendarzt durch.

Psychotherapeut und Patientin vereinbaren regelmäßige Therapiesitzungen. Diese dauern jeweils 50 Minuten. Eine Behandlung erstreckt sich insgesamt in der Regel über 25 bis 50 Therapiesitzungen, bei Bedarf und in Abhängigkeit vom Therapieverfahren kann sie deutlich verlängert werden. Während der ersten Termine werden Patientin und Therapeut vertraut miteinander und der Therapeut macht sich ein Bild über die Situation. Die Patientin hat zwei bis vier Sitzungen Zeit, um sich zu entscheiden, ob sie die Therapie bei dem jeweiligen Psychotherapeuten durchführen möchte und ob sie sich dort gut aufgehoben fühlt. Bei Kindern und Jugendlichen können bis zu sechs dieser sogenannten probatorischen Sitzungen stattfinden.

Zu einer ambulanten Therapie gehören oft auch Therapiestunden bei einem Ernährungsberater.

Wichtig ist, dass der Psychotherapeut beziehungsweise der Ernährungsberater Erfahrungen in der Behandlung von Essstörungen haben.

Behandlung in der Tagesklinik

Teilstationäre Behandlungen erfolgen tagsüber z. B. an fünf Tagen in der Woche in einer sogenannten Tagesklinik. Es gibt ein individuell auf den Patienten abgestimmtes strukturiertes Tagesprogramm mit Therapieeinheiten aus unterschiedlichen Bereichen wie Psychotherapie, Ernährungsberatung, Bewegung und Entspannung. Nachts und am Wochenende sind die Patienten zu Hause. Von daher sollte die Einrichtung nicht weit vom Wohnort entfernt sein. Die teilstationäre Behandlung erlaubt also eine intensive therapeutische Begleitung, ohne den Kontakt zum gewohnten Umfeld abbrechen zu müssen. Dadurch ist es zugleich möglich, aktuelle Alltagssituationen in die therapeutische Arbeit einzubeziehen. So können Erlebnisse zeitnah mit dem Therapeuten besprochen und neue Verhaltensmöglichkeiten entwickelt und ausprobiert werden. Es ist empfehlenswert, zuvor ein Informationsgespräch in der Tagesklinik zu vereinbaren, um mehr über den Ablauf der Behandlung zu erfahren. Patienten benötigen eine ärztliche Einweisung. Die teilstationäre Therapie kann auch im Anschluss an eine stationäre Behandlung sinnvoll sein.

Ambulante Therapie – Für und Wider

Je nach Empfinden kann eine ambulante Therapie Vor- und Nachteile haben, die bedacht werden sollten.

Vorteile	Nachteile
Die Betroffene kann in der Alltagssituation bleiben und verliert nicht den „sozialen Anschluss".	Kein Abstand zu starken Belastungen im Alltag.
Alltagsbelastungen können direkt in der Therapie bearbeitet werden.	Eventuell lange Wartezeiten auf eine Psychotherapie, obwohl zeitnaher Therapiebeginn wichtig ist.
Ein längerer Klinikaufenthalt wird vermieden.	Eine intensive medizinische Begleitung ist nur sehr eingeschränkt möglich.
Betonung von Selbstständigkeit und Eigenverantwortung.	Wenig intensive Unterstützung beim Essen.

Quelle: Patientenleitlinie „Diagnostik und Behandlung von Essstörungen", 1. Auflage 2015

✗ **Zögern Sie nicht:** Wenn Sie das Gefühl haben, dass die ambulante Therapie für Ihr Kind nicht ausreicht, sondern intensiviert werden sollte, sprechen Sie das aktiv an und bitten Sie den Therapeuten, sich um eine Einweisung in ein stationäres oder teilstationäres Setting zu kümmern.

Stationäre Behandlung

Eine stationäre Behandlung findet in einem Krankenhaus statt. Empfehlenswert sind Kliniken, die sich auf die Behandlung von Essstörungen spezialisiert haben. Hier ist eine engmaschige Betreuung sowohl hinsichtlich der medizinischen Versorgung als auch eines vielseitigen psychotherapeutischen Angebots möglich. Hilfreich ist die klar vorgegebene Tages- und Mahlzeitenstruktur. Im Zusammenleben mit anderen Betroffenen erleben die Patienten oft Gemeinschaft und Unterstützung. Allerdings kann das Miteinander manchmal auch negative Auswirkungen haben, nämlich dann, wenn Patienten krankhaftes Verhalten voneinander übernehmen. Manche Betroffene empfinden es als Nachteil, dass sie für längere Zeit von zu Hause fort sind. Jedoch erlauben Kliniken einzelne Tages- oder Wochenendbeurlaubungen oder sehen gegen Ende der Behandlung Tage zur Alltagserprobung zu Hause vor (siehe S. 155).

→ **Viele Ängste unbegründet**

Viele Kliniken bieten vor der stationären Aufnahme Vorgespräche und die Möglichkeit einer Besichtigung an. Damit können Ängste abgebaut werden. Im Vergleich zu früher werden die Patienten heute nicht mehr für mehrere Monate strikt von der Familie getrennt. Besuche von Angehörigen oder Freunden sind in der Regel erlaubt.

Welche Therapieform ist die richtige für die Betroffene?

Voraussetzung für eine ambulante Behandlung ist, dass die Krankheit noch nicht lange besteht, schwach ausgeprägt ist und keine weiteren körperlichen oder psychischen Risiken bestehen. Vor allem bei Magersucht sollte eine ambulante Behandlung möglichst zeitnah beginnen. Wenn hierbei keine ausreichende Gewichtszunahme erzielt wird, muss die Therapie in einer Klinik fortgeführt werden. Der behandelnde Arzt oder Psychotherapeut sollte dafür sorgen, dass die Patientin schnell in eine Klinik aufgenommen und dort weiterbehandelt wird.

Im Umkehrschluss gilt: Eine vollstationäre Behandlung ist immer dann erforderlich, wenn die Krankheit schon weit fortgeschritten ist oder lange besteht. Manchmal kann es sinnvoll sein, ganz bewusst Abstand zum häuslichen Umfeld zu suchen, um aus alten Verhaltensmustern herauszukommen. Die teilstationäre Behandlung ist ein „Mittelding". Sie wird empfohlen, wenn keine Krankenhauseinweisung erforderlich ist, aber eine ambulante Therapie vermutlich nicht ausreicht.

Der Therapieablauf wird heutzutage zunehmend flexibel gehandhabt. So gibt es Therapiekonzepte, bei denen sich Phasen von ambulanter und stationärer Behandlung abwechseln. Dies wird als Intervallbehandlung bezeichnet.

→ **Entscheidung treffen**

Welches die richtige Therapieform ist, hängt nicht nur vom Verlauf und Stadium der Erkrankung, sondern auch von der persönlichen Situation und den Lebensumständen ab. Voraussetzung für eine ambulante Therapie ist, dass die Familie die Therapie unterstützt. Auch bei Erwachsenen ist das wünschenswert, aber keine Voraussetzung.

Stationäre Behandlung – Für und Wider

Je nach Empfinden kann eine stationäre Behandlung Vor- und Nachteile haben, die bedacht werden sollten.

Vorteile	Nachteile
Distanz zu belastenden Situationen im Alltag.	Unterbrechung der Ausbildung, Schule oder Arbeit.
Vorgaben einer klaren Essensstruktur und Hilfestellung beim Essverhalten.	Konfrontation mit schädlichem Verhalten bei anderen Patientinnen.
Kombination verschiedener Therapieelemente möglich (Einzel-, Gruppengespräche, Körpertherapie, medizinische Betreuung, Familiengespräche).	Die Fähigkeit, selbstständig zu leben, kann bei sehr langen klinischen Aufenthalten verlernt werden (nur bei Anorexie).
Intensive medizinische Begleitbehandlung ist möglich.	

Quelle: Patientenleitlinie „Diagnostik und Behandlung von Essstörungen", 1. Auflage 2015

Zeit bis zur Therapie sinnvoll überbrücken

Sollte es eine längere Wartezeit bis zum Therapiebeginn geben, dann können Einzelgespräche in der Beratungsstelle helfen, die Zeit zu überbrücken und zu verhindern, dass die Betroffene noch weiter in den Strudel der Krankheit gezogen wird. Es kann auch sinnvoll sein, dass sie eine Selbsthilfegruppe besucht, um mit ihren Problemen und Gedanken nicht allein zu sein, bis eine Behandlung beginnen kann. Der Austausch mit anderen Betroffenen kann ihr Halt geben. Selbsthilfegruppen sind jedoch kein Therapieersatz.

Des Weiteren gibt es für einzelne Essstörungsformen Selbsthilfeprogramme in Buch-Form oder als Online-Kurs. Ob sich so etwas für die Überbrückung der Wartezeit eignet, muss individuell entschieden werden. Die Therapeuten der Beratungsstellen können dies meist einschätzen.

Während der gesamten Wartezeit ist es wichtig, regelmäßige Termine beim Haus- oder Kinder-/Jugendarzt zur Gewichts- und Laborkontrolle wahrzunehmen.

Wege durch die Behandlung

Für die Betroffenen gibt es unterschiedliche Wege auf dem Weg der Genesung.

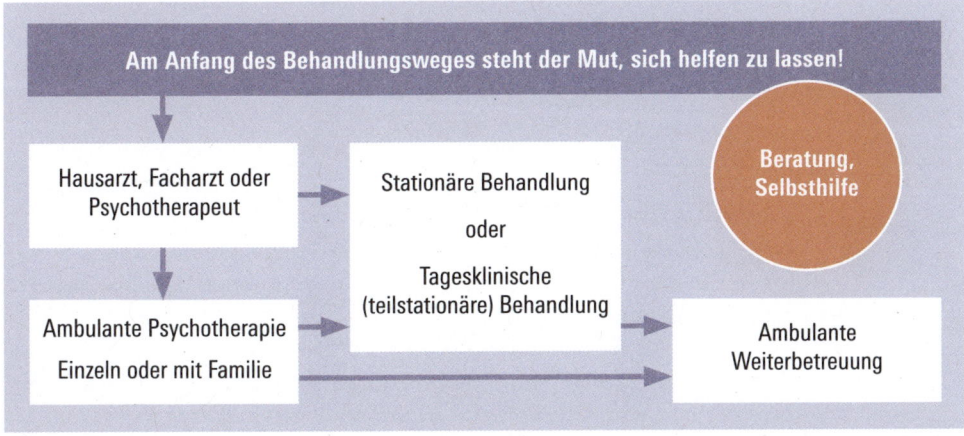

Quelle: Patientenleitlinie „Diagnostik und Behandlung von Essstörungen", 1. Auflage 2015

Ablauf und Dauer der Therapie
Die Therapie verläuft im Prinzip in drei Phasen. Zunächst geht es darum, die Motivation der Patientin zu fördern und Vertrauen aufzubauen. In der zweiten Phase werden die psychischen Problembereiche im Zusammenhang mit der Erkrankung betrachtet und bearbeitet. Bei einer stationären Therapie bereitet der dritte Abschnitt den Übergang in die ambulante Behandlung beziehungsweise die Rückkehr in den Alltag vor. Um das Risiko von Rückfällen zu reduzieren, ist es erforderlich, das erreichte Gewicht in dieser Phase stabil zu halten.

Die Dauer der Behandlung ist individuell sehr unterschiedlich und hängt vor allem von der Schwere der Erkrankung ab. Eine stationäre Therapie dauert meist zwischen sechs Wochen und vier Monaten. Danach folgt eine ambulante Weiterbehandlung beziehungsweise eine Nachsorge (siehe Kapitel 6). Das Wohnen in therapeutischen Wohngruppen (siehe S. 61) ist in der Regel auf mindestens sechs Monate angelegt. Oft bleiben Betroffene aber deutlich länger.

→ **Schulunterricht während der Therapie**

Kinder und Jugendliche unterliegen bis zum mittleren Schulabschluss der Schulpflicht. Wenn sie aufgrund einer Erkrankung die Schule für längere Zeit nicht besuchen können, müssen sie in dieser Zeit nach den jeweiligen landesrechtlichen Bestimmungen Unterricht erhalten. Kliniken für Kinder und Jugendliche haben häufig eigenen Schulunterricht eingerichtet, vorrangig in den Hauptfächern. Natürlich müssen die Lehrer den Unterricht an den Gesundheitszustand der Schüler anpassen. Sie stehen idealerweise im Kontakt mit der Heimatschule, um die geplanten Lerninhalte zu erfragen. Damit soll nach Überwindung der Krankheit die Wiedereingliederung in den Schulalltag zu Hause erleichtert werden.

ⓘ **Wer trägt die Kosten der Therapie?** Da Essstörungen anerkannte Erkrankungen sind, übernehmen die gesetzlichen Krankenkassen die Behandlungskosten. Psychotherapeuten stellen dazu einen Antrag zur Bewilligung der Therapie bei der Krankenkasse. Für eine Behandlung im Krankenhaus ist eine Einweisung durch einen Arzt nötig. Inwiefern sich eine gesetzliche Krankenkasse auch an den Behandlungskosten in einer Privatklinik beteiligt, muss im Vorfeld der Behandlung geklärt werden.

Essstörungen verstehen

Wenn die Eltern entscheiden (müssen). Wenn Kinder und Jugendliche keine Krankheitseinsicht haben, müssen die Eltern die Entscheidungen hinsichtlich des Behandlungsplans treffen und bei ihrem Kind durchsetzen. Dennoch sollte die Betroffene so weit wie möglich eingebunden werden, damit sie sich nicht übergangen fühlt. Gerade Menschen mit einer Essstörung haben oft ein sehr hohes Bedürfnis nach Selbstbestimmung. Wird dies nicht erfüllt, kann es dazu führen, dass sie die Therapie blockieren oder es zu einem Therapieabbruch kommt.

Unterstützung durch Wohngruppen

Es besteht die Möglichkeit, dass Betroffene in therapeutischen Wohngruppen unterkommen. Der Aufenthalt dort kann mit einer ambulanten oder teilstationären Therapie kombiniert werden. Wenn sich Ihre Tochter für eine therapeutische Wohngruppe entscheidet, wohnt sie zusammen mit anderen Betroffenen in einer Wohngemeinschaft. Sie werden dort zum Beispiel von Therapeuten oder Sozialpädagogen begleitet. Ziel ist es, einen normalen Alltag zu leben, zugleich aber Unterstützung bei der Überwindung der Essstörung zu erhalten. Ein Vorteil ist oft, dass die Bewohner durch Abstand von ihren Familien eingefahrene Verhaltensmuster besser überwinden können. Unter Umständen ist es möglich, weiterhin die Schule zu besuchen, zu studieren, eine Ausbildung oder ein Praktikum zu machen. In der Wohngemeinschaft können sich die Betroffenen gegenseitig Unterstützung geben.

Einen Therapieplan erstellen

Für jede Patientin muss ein Therapieplan aus verschiedenen Bausteinen erstellt werden. Dies ist immer ganz individuell, da die persönliche Krankheits- und Lebenssituation unterschiedliche Anforderungen stellt. Der Therapeut erläutert Ihrem Kind und Ihnen, was mit den einzelnen Therapiebausteinen erreicht werden soll.

Lassen Sie sich alles genau erklären. Fragen Sie, ob es noch Alternativen zu dem Behandlungsvorschlag gibt. Lassen Sie sich auch erläutern, welchen Nutzen Sie bei den Behandlungsbausteinen erwarten können und ob es Risiken gibt.

Psychotherapie als Kern der Behandlung

In der Behandlung von Essstörungen können verschiedene psychotherapeutische Verfahren zum Einsatz kommen, wie kognitive Verhaltenstherapie, psychodynamische Therapie und interpersonelle Therapie. Allen gemeinsam ist, dass sie durch Gespräche

Therapieplan

So könnte der Behandlungsplan in der Klinik für Patienten mit Magersucht oder Bulimie beispielsweise an einem Freitag aussehen

Uhrzeit	Aufgabe
7.15–7.45 Uhr	Physiotherapeutische Morgenaktivierung
8.00–9.30 Uhr	Frühstück
9.00–9.50 Uhr	Gruppentherapie
10.10–11.00 Uhr	Körpertherapie
12.00–12.20 Uhr	Mittagsstille /Kurzmeditation
12.30–13.00 Uhr	Mittagessen
15.20–16.10 Uhr	Progressive Muskelentspannung
17.00–17.25 Uhr	Wochenendrunde
18.00–18.30 Uhr	Abendessen

Quelle: Kompetenzzentrum für Essstörungen Tübingen (KOMET)

positive Entwicklungen und Verhaltensänderungen anstoßen. Die Gespräche erfolgen zwischen der Patientin und dem Therapeuten allein (Einzeltherapie) oder in einer Gruppe aus mehreren Patienten und dem Therapeuten (Gruppentherapie).

Ziel der Psychotherapie ist es, dass die Patientin die Probleme erkennt, die sich hinter der Essstörung verbergen, und dass sie Lösungsmöglichkeiten dafür findet. Durch die verschiedenen psychotherapeutischen Ansätze soll die Betroffene zu innerer Stabilität und zu mehr Selbstbewusstsein gelangen.

Es geht in den Gesprächen zum Beispiel um problematische Denkmuster, Selbstwert- und Körpererleben, Umgang mit Gefühlen, Umgang mit Problemen in Beziehungen, Impulsivität, Perfektionismus und das Leben in der Familie.

Die Therapie fördert zudem die Entwicklung der eigenen Persönlichkeit und verbessert die Beziehung zu anderen Menschen. Die Verfahren der Psychotherapie haben sich seit vielen Jahren in der Behandlung psychischer Probleme und Erkrankungen als wirksam erwiesen.

→ **Lassen Sie sich überzeugen**
Manche Menschen haben Vorbehalte gegen eine Psychotherapie. Meist liegt es daran, dass sie selbst noch keine Erfahrungen damit gemacht haben. Sollten Sie oder die Betroffene grundsätzliche Bedenken haben, sprechen Sie dies offen an. Der Therapeut wird Ihnen erklären, wie es funktioniert, und Ihre Befürchtungen auflösen.

Patient und Therapeut auf Augenhöhe
Das Verhältnis von Arzt oder Psychotherapeut und Patient hat sich in den vergangenen Jahrzehnten stark gewandelt. Früher haben Therapeuten meist allein über die Therapie entschieden. Heute weiß man, dass Therapien erfolgreicher verlaufen, wenn die Patienten sie mittragen. Im Idealfall informiert der Therapeut – ähnlich einem Lehrer oder Freund – den Patienten über die Chancen und Risiken einer Therapie. Dann wird gemeinsam beschlossen, wie die Therapie abläuft.

Ernährungstherapie
Ein weiterer wichtiger Therapiebaustein ist die Ernährungstherapie. Viele Betroffene haben im Verlauf der Erkrankung verlernt, was „normal essen" bedeutet. Wie sieht eine angemessene Portion aus und wie oft muss ich überhaupt etwas essen und trinken? Die Ernährungstherapie ist wichtig, um wieder in einen gesunden und entspannten Ernährungsstil hineinzufinden und mit Genuss essen zu können.

Während Patienten mit einer Magersucht lernen müssen, wieder mehr zu essen, geht es bei einer Bulimie oder Binge-Eating-

---

ⓘ **Medikamente haben in der Behandlung von Essstörungen** eine wesentlich geringere Bedeutung als man dies bei vielen anderen Erkrankungen gewöhnt ist. Tatsächlich ist in Deutschland nur der Wirkstoff Fluoxetin zur Eindämmung von Essattacken und selbst herbeigeführtem Erbrechen bei Bulimie zugelassen – und das auch nur als Ergänzung zu einer Psychotherapie. Wenn Medikamente eingesetzt werden, so geschieht dies meist, um Begleiterkrankungen wie Depression oder Angststörung zu behandeln. Fragen Sie den behandelnden Arzt, wenn Sie wissen möchten, warum er ein bestimmtes Medikament verordnet hat.

Störung meist darum, regelmäßig zu essen, um Essanfälle zu vermeiden. Allein mit einer Ernährungstherapie gelingt die Behandlung einer Essstörung allerdings nicht. Denn die Ursachen des krankhaften Ernährungsverhaltens liegen sehr tief und können nur mit einer Psychotherapie behoben werden.

Weitere Therapiebausteine
Auch eine medizinische Behandlung steht in der Regel auf dem Therapieplan. Sie ist erforderlich, um mögliche körperliche Folgen einer Essstörung zu kontrollieren (siehe S. 52), wie zum Beispiel die Prüfung der Nierenfunktion durch regelmäßige Erfassung der Laborwerte.

Weitere übliche Therapiebausteine in der stationären und zum Teil auch in der teilstationären Behandlung sind Kreativ- und Musiktherapie, Ergotherapie und sozialtherapeutische Unterstützung. Daneben zählen Entspannungs-, Atem- und Bewegungstherapien sowie verschiedene Massageverfahren häufig zu den Therapiebausteinen.

Körpertherapie
Eine Therapieform, die bei Essstörungen eine Rolle spielt, ist die sogenannte Körpertherapie. Über verschiedene therapeutische Methoden wird versucht, den Körper und seine Bedürfnisse wieder besser wahrnehmen zu lernen. In vielen Kliniken ist die Körpertherapie fester Bestandteil der Behandlung.

Familienbasierte Therapie
Die familienbasierte Therapie – oft auch nur als „Familientherapie" bezeichnet – ist ein wichtiger Baustein in der Behandlung von Kindern und Jugendlichen. Familientherapie ist keine eigene Therapierichtung, sondern meint ganz allgemein „Therapie mit der Familie". Neben der Patientin nehmen also auch die Angehörigen (Eltern und Geschwister) an den Therapiesitzungen teil. Diese gemeinsamen Gespräche dienen dazu, Strukturen oder Verhaltensmuster in der Familie zu erkennen, die dazu beitragen, die Essstörung aufrechtzuerhalten.

→ **Ziel ist eine positive Veränderung**

> Im Rahmen der Familientherapie kann der Therapeut typische Umgangsformen und ungeschriebene Regeln der Familie erkennen und die Beteiligten darauf aufmerksam machen. Die Familie kann zukünftig ausprobieren, diese Abläufe zu ändern. So können auch bestehende Konflikte gelöst werden. Oftmals empfinden die Familienmitglieder dies als Gewinn für ihr Zusammenleben. Eltern lernen dabei auch, wie sie ihr Kind bei der Bewältigung der Essstörung unterstützen können.

Ob und in welcher Weise eine Familientherapie durchgeführt wird, ist individuell unterschiedlich. Je nach der familiären Situation ist es manchmal auch nicht möglich oder sinnvoll. Es kann zudem sein, dass zum Beispiel nur ein Elternteil hinzugebeten wird. Wenn der Therapeut Ihnen eine Familientherapie vorschlägt, wird er Ihnen auch erklären, warum er dies für wichtig hält.

Flexibel bleiben
Zwar erstellen die Therapeuten zu Beginn einen Therapieplan, doch der ist nicht in Stein gemeißelt, sondern muss des Öfteren an die aktuellen Entwicklungen angepasst werden. In manchen Bereichen gelingen Fortschritte besser, in anderen gibt es Blockaden. Essstörungen (Magersucht, Bulimie oder Binge-Eating-Störung) können auch mit der Zeit ineinander übergehen. Darauf muss die Therapie entsprechend reagieren.

Sollten bei der Diagnose eine oder mehrere Begleiterkrankungen, wie Depression oder Angststörung, festgestellt worden sein, muss dies in der Therapieplanung berücksichtigt werden. Denn auch die Begleiterkrankung sollte behandelt werden. Im Verlauf einer Behandlung kann das immer wieder ein „Feintuning" der Therapie erforderlich machen, da sich die Symptome verändern können. So können beispielsweise die Zeichen einer Magersucht schwächer werden, aber dafür Ängste zunehmen.

Wie Sie erfahren haben, besteht die Behandlung einer Essstörung aus verschiedenen Bausteinen – ganz gleich, ob sie ambulant oder stationär durchgeführt wird. Das bedeutet, dass Fachleute aus unterschiedlichen Berufsgruppen eingebunden sind. So sind in der Regel mindestens ein Arzt und ein Psychotherapeut und oft auch ein Ernährungsberater beteiligt.

→ **Der Austausch ist wichtig**

Alle Behandler sollten sich regelmäßig untereinander absprechen. In der Klinik zählt das zur Routine, im ambulanten Bereich kommt dies manchmal etwas zu kurz. Deswegen kann es angebracht sein, dass Sie einmal nachfragen, ob ein regelmäßiger Austausch stattfindet.

Was kann eine Therapie bewirken?

Wenn Ihr Kind in Behandlung ist, dürfen Sie zuversichtlich sein. Eine Heilung oder zumindest Besserung ist möglich, wenn auch nicht von heute auf morgen.

→ **Über den Ablauf der Therapie** sind Sie nun gut informiert und Sie haben möglicherweise auch schon grundlegende Entscheidungen getroffen und sich beraten lassen. Dennoch haben Sie vermutlich weiterhin Fragen: Wie wird es wohl werden? Wie lange dauert die Therapie? Und vor allem: Wird mein Kind wieder ganz gesund?

Sie ahnen sicher bereits, dass sich diese Fragen unmöglich pauschal beantworten lassen. Generell gilt jedoch: Therapien verfolgen Ziele, die durchaus erreichbar sind, auch wenn es auf dem Weg Hürden geben kann.

Generelle Therapieziele bei Essstörungen

Die Therapieziele sind je nach Essstörungsform, Schwere und Dauer der Erkrankung unterschiedlich. Sie sind immer individuell zu formulieren. Dennoch lassen sich allgemeine Aussagen treffen. Das sind generelle Ziele bei der Behandlung von Essstörungen:

▸ Normalisierung des Essverhaltens
▸ Bei Untergewicht: Normalisierung und Stabilisierung des Körpergewichts
▸ Bewältigung psychischer Probleme oder Schwierigkeiten, die die Essstörung begünstigt haben oder aufrechterhalten
▸ Bewältigung oder Besserung möglicher Begleiterkrankungen, wie Depression oder Angststörung
▸ Besserung körperlicher und seelischer Folgen der Essstörung
▸ Unterstützung bei sozialen Problemen (Schule, Ausbildung, Arbeit, Wohnsituation, soziale Kontakte)
▸ Unterstützung bei Konflikten, zum Beispiel in der Familie

Quelle: modifiziert nach Patientenleitlinie „Diagnostik und Behandlung von Essstörungen", 1. Auflage 2015

Therapieziele bei Magersucht

Bei Magersucht ist das Therapieziel meist, dass die Patientin ein für ihr Alter und ihre Größe angemessenes Körpergewicht erlangt und hält (siehe Serviceteil S. 168). Konkret bedeutet das, dass bei stationärer Behandlung einer Magersucht in der Regel eine Gewichtszunahme von 500 bis 1000 g pro Woche angestrebt wird. Im am-

Essstörungen verstehen

Die Essstörung meistern – und erwachsen werden. Befindet sich die Patientin in der Pubertät, soll die Therapie sie auch darin unterstützen, sich altersgerecht zu entwickeln, von den Eltern abzugrenzen und Verantwortung für sich zu übernehmen – so wie es jeder heranwachsende Mensch lernen muss. Auch das ist dann ein Ziel der Therapie.

bulanten Setting sollte eine Gewichtszunahme von 200 bis 500 g pro Woche erreicht werden. Als Zielgewicht eignet sich für Erwachsene ein Body-Mass-Index (BMI) über 18,5. Berechnet wird der BMI, indem man das Gewicht (kg) durch das Quadrat der Körpergröße (m) teilt. Für Kinder und Jugendliche ist der BMI als Kenngröße allein jedoch ungeeignet, da auch das Alter berücksichtigt werden muss. Hier wird die sogenannte 25. BMI-Altersperzentile als Zielwert herangezogen. Bei der Behandlung geht es aber nicht allein um eine Gewichtszunahme. Das Essverhalten soll sich normalisieren und die körperlichen Folgen des krankhaften Essverhaltens beziehungsweise des Untergewichts sollen behoben werden. Schwierigkeiten auf der Ebene der Gefühle, des Bewusstseins und im zwischenmenschlichen Bereich sollen gelöst werden.

Welche Ziele Vorrang in der Behandlung haben, hängt von der Krankheitsdauer ab:

▶ Bei kurzer Krankheitsdauer hat es höchste Priorität, Ernährungsverhalten und Gewicht zu normalisieren. Dadurch soll verhindert werden, dass sich körperliche Folgeschäden entwickeln und dass die Magersucht chronisch wird. Parallel dazu beginnt die Arbeit an den psychischen Ursachen der Erkrankung.

▶ Bei schwerer und schon lange bestehender Magersucht geht es vor allem darum, die Lebensqualität zu verbessern, beispielsweise durch Stabilisierung der Psyche, Verbesserung der Grundstimmung und Behandlung körperlicher Folgeprobleme. Auch die soziale Integration hat oft hohe Priorität. Die Normalisierung von Körpergewicht und Essverhalten steht eher an zweiter Stelle, da dies zu einem späten Krankheitszeitpunkt schwierig ist. Oft geht es da eher um das Erreichen eines „sicheren" Gewichts, das den Betroffenen ermöglicht, ohne Krankenhausaufenthalte zurechtzukommen.

Wenn Magersucht chronisch wird
Die Behandlungserfolge bei Magersucht sind unterschiedlich. Ein großer Teil der Patientinnen wird wieder ganz gesund. Andere schaffen es, ein zufriedenstellendes Gewicht zu halten, doch werden sie die Krankheit nicht vollständig los. Manche Krankheitszeichen bleiben bestehen. Auch nach

Jahren noch können sich ihre Gedanken nur ums Essen drehen und es besteht die Gefahr, dass sie irgendwann wieder in eine neue Krankheitsphase hineinrutschen. Ein kleiner Teil der Betroffenen erreicht kein zufriedenstellendes Körpergewicht; dies geht insgesamt mit einem schlechten Gesundheitszustand einher.

Es wurde in diesem Buch zwar bereits erwähnt, da es aber so wichtig ist, an dieser Stelle noch mal: Je eher die Behandlung bei einer Magersucht beginnt, desto besser sind die Chancen, dass die Krankheit ausheilt und sie keinen chronischen Verlauf nimmt.

Therapieziele bei Bulimie
Bei Bulimie ist es das Ziel der Therapie, Essanfälle und gegensteuernde Maßnahmen, wie Erbrechen oder Gebrauch von Abführmitteln, zu reduzieren. Auch soll die Bedeutung des Körpergewichts für die eigene Wahrnehmung und den Selbstwert der Betroffenen abnehmen. Ein weiteres Ziel ist die Behandlung psychischer Probleme, wie geringes Selbstbewusstsein, Perfektionismus oder impulsives Verhalten, Regulation von Gefühlswallungen sowie die Klärung von Konflikten, die die Betroffenen belasten.

Therapieziele bei Binge-Eating-Störung
Auch bei der Binge-Eating-Störung geht es darum, die Essanfälle zu reduzieren und im weiteren Verlauf das Gewicht zu normalisieren. Reduziertes Selbstwertgefühl, schlecht kontrollierbare Gefühlsausbrüche und der Umgang mit Schamgefühlen können durch die Psychotherapie gebessert werden.

Bei ungutem Gefühl handeln
Bleiben Sie aufmerksam und haben Sie einen Blick darauf, wie sich die Therapie und die Motivation der Betroffenen entwickeln.

Heilungschancen in Zahlen: Es gibt unterschiedliche Angaben in der Literatur zu den Heilungsraten. Ungefähr kann man sagen: Knapp 50 Prozent der Patienten mit einer Magersucht werden vollständig geheilt, bei 30 bis 40 Prozent bleiben Restsymptome bestehen. Bei schweren und langwierigen Verläufen versterben bis zu 10 Prozent an den Folgen der Magersucht. Bei Bulimie-Patienten liegen die Raten für eine vollständige Heilung bei 50 bis 70 Prozent. Für die Binge-Eating-Störung ist die Prognose insgesamt am besten: Zwei Drittel der Betroffenen werden vollständig gesund.

Wenn Sie ein ungutes Gefühl haben, sprechen Sie mit dem Therapeuten. Vielleicht handelt es sich um Schwierigkeiten, die zur Therapie gehören und die vorübergehen werden.

→ **Den Therapeuten wechseln**
Manchmal stimmt aber auch die Chemie zwischen der Patientin und dem Therapeuten einfach nicht. Wenn Sie diesen Eindruck haben, dann sprechen Sie das offen gegenüber der Betroffenen und dem Therapeuten an. So etwas kommt vor. Niemand braucht sich oder dem anderen deswegen Vorwürfe zu machen. Dann ist ein zügiger Wechsel die vernünftigste Lösung, um die Motivation der Patientin nicht aufs Spiel zu setzen.

Wenn die Behandlung erfolglos bleibt, ist die gewählte Therapieform möglicherweise nicht die richtige. Bleiben Sie zuversichtlich, dass ein anderes therapeutisches Setting helfen kann, und vermitteln Sie dies auch der Betroffenen. Stärken Sie ihr Vertrauen in eine Therapie und den Glauben an sich selbst. Helfen Sie ihr, sich gegebenenfalls therapeutisch neu zu orientieren und weitere Therapieangebote zu nutzen. Vielleicht ist die ambulante Therapie nicht mehr die richtige und es ist erforderlich, sich in eine Fachklinik für Essstörung zu begeben. Ebenso sollten Sie die Unterstützung durch Selbsthilfegruppen oder therapeutische Wohngruppen im Blick behalten. Sprechen Sie darüber mit dem Therapeuten. Wechsel in der Therapie sind durchaus üblich.

Mit einem Therapieabbruch umgehen
Es kommt auch vor, dass Betroffene die Therapie abbrechen. Das kann viele Gründe haben. Vielleicht passte die Therapiesituation nicht, vielleicht war die Betroffene (noch) nicht bereit für eine Änderung. Menschen mit Essstörungen empfinden einen Therapieabbruch oft als eine Niederlage. Doch auch für Sie als Eltern ist es bitter, wenn Ihr Kind „hinschmeißt", hatten Sie doch große Hoffnung darauf gesetzt, dass „alles wieder gut wird".

Es bleibt Ihnen nichts anderes übrig, als der Realität ins Auge zu sehen und die Situation erst einmal zu akzeptieren. Machen Sie der Betroffenen keine Vorwürfe, sondern respektieren Sie ihre Entscheidung. Doch geben Sie nicht auf.

Zu einem Neuanfang motivieren
Lassen Sie einige Tage verstreichen und sprechen Sie dann mit ihr. Zeigen Sie ihr die ersten Erfolge der Therapie auf und welche Hürden sie bereits gemeistert hatte. Vielleicht hat sich ihr Körpergewicht schon erhöht oder sie hat weniger Essanfälle. Motivieren Sie sie, nicht aufzugeben, sondern den Weg an anderer Stelle wieder aufzunehmen – eventuell mit einem anderen Therapeuten oder in einer anderen Umgebung.

Den Weg unterstützen

Die Verantwortung für die Therapie tragen die Betroffene und ihre Behandler. Sie können Ihr Kind in dieser Zeit unterstützen. Denken Sie aber auch an sich.

Der Erfolg einer Therapie hängt sehr stark davon ab, inwieweit die Betroffene ihre Krankheit akzeptiert und während der Therapie „mitmacht". Wenn Sie ihr dabei zur Seite stehen, kann dies den Heilungsverlauf unterstützen. Machen Sie ihr deutlich, dass Sie als Verbündeter gegen die Krankheit mit ihr gemeinsam an einem Strang ziehen. Was Sie dafür tun können, erfahren Sie auf den folgenden Seiten.

Klären Sie auch ab, was die Betroffene von Ihnen erwartet und was Sie tun können, um zu helfen. Betonen Sie aber auch, dass es vor allem in ihrer Hand liegt, ob die Therapie gut läuft oder nicht.

Wie geht es Ihnen?

Wenn die Betroffene einwilligt, sich behandeln zu lassen, können Sie zunächst einmal aufatmen. Es gilt nun, die Therapie gemeinsam mit Fachleuten zu planen (siehe S. 55). Zugleich ist dies aber auch ein guter Zeitpunkt, um den Blick einmal auf sich selbst zu richten: Wie sieht es mit Ihnen aus? Sind Sie vielleicht hin- und hergerissen? Einerseits sind Sie unglaublich froh, dass endlich etwas passiert, und andererseits spüren Sie möglicherweise plötzlich etwas wie Scham.

Fühlen Sie sich dafür verantwortlich, dass Ihr Kind krank geworden ist? Empfinden Sie es als Versagen, dass Sie das Problem nicht allein oder innerhalb der Familie lösen konnten? Sind Sie körperlich wie geistig völlig erschöpft? Hören Sie in sich hinein und spüren Sie Ihren Gefühlen nach. Machen Sie sich klar:

→ **Es ist richtig, was Sie tun!**
Eine Essstörung verschwindet nicht wieder von selbst. Es ist eine Krankheit, die eine professionelle Therapie braucht. An der Krankheit ist niemand schuld (siehe S. 86). Aber wird sie nicht behandelt, können weitere schwere seelische und körperliche Komplikationen auftreten. Es geht jetzt darum, die Krankheit zu stoppen und die Heilungschancen zu nutzen – wie bei einer anderen Krankheit auch!

Es geht aber auch darum, was die Erkrankung mit Ihnen und der Familie gemacht hat und wie Sie wieder Kraft schöpfen und abseits der Erkrankung zu mehr Normalität finden können. Mehr dazu erfahren Sie auch ab S. 107.

Essstörungen verstehen

Versuchen Sie zu verstehen
Eltern sehen es als ihre Aufgabe an, dafür zu sorgen, dass Kinder gesund aufwachsen können. Dazu gehört auch, dass das Kind ausreichend und ausgewogen isst. Wenn Ihr Kind nun das Essen verweigert oder Erbrechen hervorruft, ist dies kein Angriff gegen Ihre Person. Nehmen Sie es nicht persönlich. Dieses Verhalten ist kein Ausdruck der Abneigung Ihnen gegenüber, sondern es sind Krankheitszeichen der Essstörung. Dies zu verstehen, ist in solchen Momenten natürlich schwierig. Je mehr Sie sich mit dem Krankheitsbild beschäftigen – und dies tun Sie ja gerade –, umso leichter fällt es Ihnen.

Machen Sie sich bewusst, dass Ihr Kind in Behandlung ist. Es ist nicht Ihre Aufgabe, beispielsweise Ihre magersüchtige Tochter dazu zu bringen, mehr zu essen. Aber Sie können sie ermutigen. Ebenso sollten Sie Ihren Partner, der an einer Binge-Eating-Störung erkrankt ist, nicht an einer Essattacke hindern. Auch wenn Sie es gut meinen – die Gefahr ist groß, dass Sie einen Machtkampf hervorrufen. Dies ist für Sie und auch für die erkrankte Person sehr belastend und zehrt an den Nerven.

Versuchen Sie nicht, das Essverhalten zu ändern. Lassen Sie die Betroffene selbst entscheiden. Sie muss für ihr Handeln Verantwortung übernehmen. Es ist Sache der Ärzte und Therapeuten, sie zu einer Verhaltensänderung hinzuführen. Bieten Sie Ihre Unterstützung an, wenn sie es einfordert. Damit haben Sie sehr viel mehr getan als beim (vergeblichen) Versuch, ihr Essverhalten zu ändern.

Die Ambivalenz akzeptieren. Die Therapie hat gerade begonnen, da spüren Sie, dass die Betroffene am liebsten alles hinwerfen würde – ein Zeichen der bereits angesprochenen Ambivalenz (siehe S. 46). Betroffene weigern sich dann zum Beispiel, zuzunehmen oder ihr gestörtes Essverhalten aufzugeben. Bleiben Sie geduldig gegenüber der Betroffenen, respektieren Sie ihre Vorbehalte, sprechen Sie ganz offen darüber und helfen Sie ihr, sie zu überwinden. Therapeuten wissen: Das Arbeiten an der Motivation ist eine zentrale Aufgabe während des gesamten Behandlungsprozesses.

Verhalten, das die Krankheit aufrechterhalten kann
Leider ist nicht jede Unterstützung vonseiten der Eltern tatsächlich gut für die Betroffene. Es gibt Verhaltensweisen, mit denen Sie ungewollt die Erkrankte darin bestärken, die Krankheit weiter aufrechtzuhalten. Das machen Sie nicht bewusst. Eine aufopfernde Hingabe hilft weder der Betroffenen noch Ihnen. Auch wenn es nicht immer ein-

fach ist – folgende Verhaltensweisen sind empfehlenswert:
- **Seien Sie nicht überfürsorglich.** Insbesondere Eltern fühlen sich durch ihre Liebe und Sorgfaltspflicht dazu bestimmt, alles für ihre Kinder zu tun, vor allem in Situationen einer Erkrankung. Wenn Sie Ihrer Tochter jedoch alle Probleme aus dem Weg räumen und für sie die Lösungen suchen, kann sie nicht ihren eigenen Weg finden, damit umzugehen. Wenn Sie immer wieder die Verantwortung für sie übernehmen, sieht sie auch keinen Grund dazu, ihr Verhalten zu ändern.
- **Lassen Sie Fehler zu.** Geben Sie der Betroffenen die Möglichkeit, Entscheidungen eigenständig zu treffen und Meinungen zu äußern, ohne dabei Kritik befürchten zu müssen. Auch wenn es Ihnen schwerfällt, vielleicht sogar unmöglich erscheint: Die Betroffene profitiert von ihren eigenen Erfahrungen, die durchaus auch einmal negativ sein dürfen.
- **Trennen Sie die Sache von der Person.** Wenn Sie ein Verhalten der Betroffenen nicht gutheißen und mit ihr darüber sprechen, bleiben Sie sachlich. Achten Sie auch darauf, keine feindselige Haltung einzunehmen. Schätzen Sie die Person und sprechen Sie ihr Mut und Zuversicht zu.
- **Haben Sie kein schlechtes Gewissen,** wenn Sie sich nicht permanent auf das Verhalten der Betroffenen einlassen. Stellen Sie Ihre eigenen Bedürfnisse nicht immer hinten an. Versuchen Sie loszulassen.

Essstörungen verstehen

Für Eltern: Lassen Sie los. Eltern fällt es oft besonders schwer, loszulassen. Die Versuchung, häufig in der Klinik anzurufen oder persönlich vorbeizukommen, ist groß. Sicher wird jede Klinik die Eltern über alles Wichtige informieren. Zugleich ist es für die Therapie aber auch wichtig, dass die Patientin Abstand von ihrem Alltag bekommt. Dazu gehört auch, dass beispielsweise die Zahl der Besuche begrenzt wird. Lassen Sie sich erklären, wie Sie als Eltern über die Behandlung informiert werden und wie Besuche gehandhabt werden. Wenn Sie gut über die Klinik und das Konzept Bescheid wissen, fällt es leichter, loszulassen und den Behandlern zu vertrauen.

Wenn ein Klinikaufenthalt ansteht

Einen Menschen mit Essstörung in die Klinik abzugeben, kann erleichternd und belastend zugleich sein. Ist die Partnerin betroffen, scheint die Wohnung oder das Haus zunächst sehr leer. Alle Aufgaben des Alltags müssen Sie nun erledigen. Dies kann eine weitere Belastung sein – zusätzlich zur emotionalen Betroffenheit aufgrund der Erkrankung Ihrer Partnerin.

Ist Ihr Kind erkrankt, ist es ganz natürlich, wenn Sie sich viel mit der Frage befassen, warum es so weit kommen konnte. Sie fragen sich, warum Sie nicht helfen konnten. Häufig kommt dann auch das Gefühl auf, versagt zu haben. Diese zermürbenden Gedanken sind verständlich. Mehr dazu, wie Sie damit umgehen, erfahren Sie ab S. 110.

Bevor die Betroffene in die Klinik eingewiesen wurde, hat die Essstörung Ihren Alltag dominiert und das Leben zu Hause zunehmend unerträglich gemacht. Sie hatten das Gefühl der Ohnmacht und wussten nicht mehr weiter. Der Alltag mit der Betroffenen war für Sie nur noch schwer zu bewältigen. Sie können jetzt sicher sein, dass die Betroffene in der Klinik gut aufgehoben ist. Ärzte und Psychologen haben viel Erfahrung und wissen, welche Probleme hinter einer Essstörung stecken können. Nutzen Sie diese Zeit nun also, um auch an sich selbst zu denken, und gehen Sie aktiv gegen Ihre Ängste und negativen Gefühle an. Denn nur wer für sich selbst sorgt, kann auch anderen zur Seite stehen. Anregungen dazu finden Sie ab S. 107.

Nach der Klinik wieder zu Hause

Zu wissen, dass die Betroffene wieder nach Hause kommt, kann unterschiedliche Gefühle hervorbringen. Sie freuen sich bestimmt, sie nach langer Zeit wieder um sich zu haben. Gleichzeitig sind aber auch Angst und Ungewissheit dabei: Hat sie sich ausreichend von ihrer Krankheit erholt? Wie wird sie sich verhalten? Und was kommt nun auf Sie zu?

→ **Veränderungen annehmen!**

Wahrscheinlich hat sich Ihre Tochter während des Klinikaufenthalts verän-

---

ⓘ **Die Betroffene vor dem Klinikaufenthalt stärken:** Auch für die Betroffene ist der Weg in die Klinik nicht einfach. Es wartet viel Unbekanntes auf sie. Zudem muss sie gegen die Angst ankämpfen, die Essstörung zu verlieren (Ambivalenz!). Die Klinik ist unter Umständen ein gutes Stück von zu Hause weg, ebenso kann die Klinik die Zahl der Besuche begrenzen. Geben Sie der Betroffenen viel Zuversicht mit auf den Weg und betonen Sie, dass sie es wert ist, mithilfe der Therapie wieder gesund zu werden.

dert. Dies ist ein positives Zeichen, weil es zeigt, dass sie sich weiterentwickelt hat und die Therapie zu wirken beginnt. Für Sie heißt es nun, sich darauf einzustellen und sie dabei zu unterstützen, zu Hause wieder anzukommen.

Gut ist, wenn Sie beim Entlassungsgespräch dabei sein können. Zögern Sie nicht, nachzufragen, und lassen Sie sich den Termin frühzeitig nennen. Denn nach einem Klinikaufenthalt ist die Therapie noch nicht abgeschlossen. Die professionelle Weiterbehandlung ist wichtig, um das Erreichte zu stabilisieren, Rückfälle zu vermeiden und den Heilungsprozess weiter fortführen zu können.

Auch für die Betroffene ist die Entlassung zunächst eine große Umstellung. Der geregelte Tagesablauf, feste Strukturen und ein individueller Essensplan fallen weg. Zurückgekehrt in die Familie können Betroffene ihre Tage wieder sehr viel mehr selbst bestimmen. Es gilt nun, das in der Klinik erlernte Verhalten im Alltag fortzusetzen. Wichtig ist vor allem ein nahtloser Übergang in die Nachsorge (siehe S. 152).

Die Zeit der ambulanten Therapie
Während einer ambulanten Behandlung ist die Familie stark gefordert. Die Betroffene ist meist einmal in der Woche in Einzel- oder Gruppentherapien und zwischenzeitlich in der Familie. Wichtig ist, dass sie die Termine wahrnimmt. Dafür ist sie selbst verantwortlich. Sie als Eltern können ihr jedoch wichtigen Rückhalt geben, indem Sie ihr Mut machen und Respekt zollen und sie dann, wenn es nötig erscheint, darin bestärken, die Therapie durchzuführen.

Während der ambulanten Behandlung erhalten Sie Unterstützung von den Therapeuten im Umgang mit Ihrem Kind. Sie werden Ihnen Verhaltensregeln an die Hand geben, zum Beispiel: Wie sollen die Mahlzeiten geregelt werden? Wie viel Sport ist akzeptabel? Es kann auch darum gehen, Lebensmittel Schritt für Schritt wieder aufzunehmen, die sich die Betroffene zunächst „verboten" hat, weil sie beispielsweise zu viele Kalorien oder zu viel Fett hatten. Sollten Sie diesbezüglich keine oder für Sie nicht ausreichende Empfehlungen bekommen haben, fragen Sie nach. Mehr zur Bedeutung der Regeln erfahren Sie auf S. 131.

→ **Sich Zeit nehmen**
Vielleicht fahren Sie Ihr Kind auch zur Therapiestunde oder sind Teil der Therapie, wenn es sich um eine Familientherapie (siehe S. 64) handelt. Versuchen Sie, sich dafür immer Zeit zu nehmen. Bei Berufstätigen ist das manchmal schwierig. Sprechen Sie mit Ihrem Arbeitgeber und erläutern Sie ihm Ihre Situation. Überlegen Sie, wer sich beispielsweise um Geschwisterkinder kümmern kann. Vielleicht können hier Freunde unterstützen. Lesen Sie dazu auch S. 114.

Mit Höhen und Tiefen rechnen
Es ist ganz normal, dass die Therapie nicht nur Erfolge, sondern auch Rückschläge mit sich bringt. Bis zum Ziel ist es ein weiter Weg, der individuell ganz unterschiedlich verlaufen kann. Jede Betroffene hat hier ihre eigene Geschichte, die Sie als Angehörige mittragen. Manchmal geht es gut und Sie sehen einen Fortschritt. Sprechen Sie die positiven Entwicklungen an, die Sie bemerken, und wie stolz Sie auf sie sind.

Dann kann es aber auch Zeiten geben, in denen Sie das Gefühl haben, Ihr Kind befindet sich in einer Sackgasse. Wenn es frustriert ist und das Gefühl hat, es geht nicht mehr weiter, sprechen Sie ihm Mut zu. Schauen Sie gemeinsam auf das, was sich schon verändert hat. Wie anders ist es heute im Vergleich zu der Situation, als die Therapie begann? Die meisten Menschen mit einer Essstörung sind sehr perfektionistisch und können ihre Erfolge selbst schwer annehmen. Lassen Sie Ihre Tochter spüren, dass Sie sehr wohl wissen, wie schwer der Weg für sie ist.

Rückfälle können vorkommen
Es kann durchaus sein, dass die Betroffene auf einmal wieder zu ihren alten Verhaltensweisen beim Essen zurückkehrt. Natürlich sind Sie dann enttäuscht – die Betroffene übrigens auch. Versuchen Sie, es als Ausrutscher zu betrachten. Es ist wie Laufenlernen: Nach dem Hinfallen heißt es, wieder auf die Beine kommen und weiter üben! Wenn die Betroffene in Behandlung ist, sollte sie den Rückfall mit ihrem Therapeuten besprechen. Vermutlich bemerkt der Therapeut auch selbst, dass die Betroffene gerade nicht vorankommt. Das ist kein Drama, sondern typisch für die Therapie von Essstörungen. Wichtig ist es, nicht aufzugeben, sondern weiterzumachen.

Wenn der „Ausrutscher" Sie selbst sehr bedrückt und Ihnen die Zuversicht nimmt, bitten Sie um ein Gespräch mit dem Therapeuten oder wenden Sie sich an eine Beratungsstelle.

Gefahr im Verzug

Wenn Essstörungen einen langen und schweren Verlauf nehmen, kann die Erkrankung lebensbedrohlich werden.

→ **Wie Sie bereits mehrfach gelesen** haben, können Essstörungen zu schweren gesundheitlichen Folgen führen. Vorwiegend bei Menschen mit Magersucht können diese so gravierend sein, dass das Leben der Erkrankten in Gefahr ist, wenn keine sofortige Behandlung erfolgt. Lehnt die Betroffene in diesem Falle eine Therapie ab, ist unter Umständen eine Zwangsbehandlung zu erwägen.

Das ist eine Situation, die für Eltern kaum zu ertragen und mit vielen Zweifeln verbunden ist. Nehmen Sie daher unbedingt den Rat und die Hilfe der Ärzte und Therapeuten in Anspruch.

Zum Wohle des Kindes handeln

Ist die Betroffene minderjährig, sind die Eltern dafür verantwortlich, ihre Gesundheit zu erhalten. Dies ist auch gesetzlich festgeschrieben: Laut Bürgerlichem Gesetzbuch § 1626 haben Eltern die Pflicht und das Recht, für das minderjährige Kind zu sorgen. Wenn das Kind nicht einsehen kann, dass es krank ist, und einer Behandlung nicht zustimmt, müssen Eltern die Therapie gegen den Willen des Kindes durchsetzen, um seine Gesundheit und sein Leben zu schützen. Mit dieser schwierigen Aufgabe sind Eltern aber nicht allein. Die Fachleute in den Beratungsstellen und Ambulanzen haben Erfahrung mit der Situation und es gelingt ihnen in der Regel, jugendliche Betroffene im Gespräch von der Notwendigkeit einer Behandlung zu überzeugen.

→ **Stationäre Aufnahme gegen den Willen des Kindes**

Sehr selten tritt der Fall ein, dass eine stationäre Aufnahme gegen den ausdrücklichen Willen der Minderjährigen notwendig ist, weil ihr Leben in Gefahr ist oder erheblicher gesundheitlicher Schaden entsteht. Dann ist die Aufnahme in das Krankenhaus und die dortige Behandlung beim Familiengericht des Wohnortes zu beantragen. Auch bei diesem Schritt helfen Ihnen die Fachleute der Beratungsstelle oder der Klinik. Extremes Untergewicht oder eine Entgleisung des Stoffwechsels können zu einer lebensbedrohlichen Situation werden, die schnelles Handeln in diesem Sinne erfordert. Familiengerichte entscheiden dann kurzfristig ohne Vorlaufzeit.

Zwangsbehandlung bei Erwachsenen

Eine Zwangsbehandlung kann in seltenen Fällen auch bei erwachsenen Betroffenen erforderlich werden, wenn eine akute Notsituation besteht. In diesem Fall sind die Hürden allerdings noch höher. Erwachsene können normalerweise nicht gegen ihren Willen behandelt werden, selbst wenn die Diagnose und die grundsätzliche Notwendigkeit einer Behandlung unzweifelhaft feststehen. Eine Zwangsbehandlung ist nur dann möglich, wenn akute Lebensgefahr besteht oder schwere gesundheitliche Schäden drohen. Bei Erwachsenen ist eine Unterbringung für 24 Stunden ohne Gerichtsurteil möglich.

Eine Zwangsbehandlung einleiten

Eine Zwangsbehandlung muss von einem Gericht ausdrücklich genehmigt werden und kann nur in einer Klinik erfolgen. Informationen und Hilfe zu diesem Thema erhalten Sie bei Ihrem Gesundheitsamt oder dem Sozialpsychiatrischen Dienst Ihrer Stadt oder Ihres Kreises. Auch das Betreuungsgericht – eine Abteilung des Amtsgerichts – gibt Ihnen Auskunft zum Thema Zwangsbehandlung.

Wie Sie die schwierige Situation bewältigen können

Wenn Sie Ihr Kind gegen seinen Willen in eine Klinik einweisen lassen oder die Zwangsbehandlung einer erwachsenen Person in die Wege leiten müssen, ist die Situation für Sie enorm belastend. Tatsächlich können dies die schwersten Momente sein, die Sie bei der Begleitung eines Menschen mit einer Essstörung erleben.

Sie können davon ausgehen, dass Ihre gemeinsam mit den Fachleuten getroffene Entscheidung, der Betroffenen notfalls gegen ihren Willen Hilfe zukommen zu lassen, die richtige ist. Dabei ist es wichtig zu wissen, dass junge Erkrankte zu Beginn der Pubertät schneller in eine körperlich bedrohliche Situation geraten können, da sie aufgrund der alterstypischen Körperzusammensetzung empfindlicher reagieren. Dies betrifft vor allem Personen mit Magersucht.

Sich dies alles bewusst zu machen, kann Ihnen helfen, die schwierige Situation zu bewältigen. Es ist ein enormer Stress, so eine Entscheidung zu treffen und durchzuziehen. Gerade in solchen Momenten sollten Sie daran denken, dass auch Sie selbst ein Recht auf Hilfe haben. Für die Betroffene haben Sie getan, was Sie konnten. Denken Sie nun an sich! Mehr dazu, welche Hilfe Sie in dieser Situation wahrnehmen können, erfahren Sie ab S. 115.

Anzeichen für Suizidgefahr ernst nehmen

Eine Gefahr geht bei Essstörungen aber nicht allein von den unmittelbaren körperlichen Folgen aus. Begleitet werden die körperlichen Anzeichen oft von psychischen Veränderungen, wie depressiver Verstimmung oder selbstverletzendem Verhalten

> **ℹ Essstörungen können lebensgefährlich werden:** Menschen mit einer Magersucht haben ein mehr als fünffach höheres Risiko zu sterben als Gleichaltrige ohne Erkrankung. In diesem Fall heißt es zu handeln. Für Patienten mit Bulimie, Binge-Eating-Störung und unspezifischen Essstörungen ist das Risiko, frühzeitig zu sterben, auch erhöht, aber nicht so stark.

(mehr zu den Begleiterkrankungen auf S. 52). Mit der Zeit geraten Betroffene auch in die soziale Isolation. Ihr Umfeld kann das krankhafte Verhalten nicht verstehen und grenzt sich ab. In der Schule oder am Arbeitsplatz führt die eingeschränkte Leistungsfähigkeit zu Problemen. Liegt zusätzlich ein Alkohol- oder Drogenmissbrauch vor, verschärfen sich die Probleme. Damit steigt auch die Suizidgefahr. Menschen mit einer Essstörung nehmen sich im Vergleich zu gesunden Gleichaltrigen häufiger das Leben.

→ **Sprechen Sie das Thema an!**
Wenn Sie das Gefühl haben, die Betroffene könnte darüber nachdenken, sich das Leben zu nehmen, oder wenn Sie mögliche Anzeichen dafür bemerken, dann sprechen Sie sie unbedingt darauf an. Fragen Sie sie in einem ruhigen Moment ganz konkret, zum Beispiel: „Irgendwie habe ich das Gefühl, dass du nicht mehr weiterleben möchtest. Irre ich mich oder ist da etwas dran?" Haben Sie keine Angst, dass Sie sie damit erst auf die Idee bringen könnten. Niemand bringt sich um, weil über das Thema gesprochen wurde.

Sollte die Betroffene tatsächlich darüber nachdenken oder sogar schon konkret planen, sich das Leben zu nehmen, dann kann es eine große Entlastung für sie sein, mit jemandem darüber zu reden. Hören Sie ihr in aller Ruhe zu. Verzichten Sie auf Ratschläge oder Binsenweisheiten. Reagieren Sie mit Respekt und Ernsthaftigkeit. Finden Sie in dem Gespräch heraus, wie konkret die Pläne schon sind.

Im Notfall nicht zögern!
Sollte die Betroffene Ihnen nicht versprechen können, dass sie am nächsten Tag noch lebt, besteht akute Gefahr. Nehmen Sie Kontakt mit einer stationären psychiatrischen Einrichtung auf und begleiten Sie

sie dorthin. Oder rufen Sie den Rettungsdienst (Telefonnummer 112).

Engmaschig begleiten und bei Gefahr konsequent handeln
Wenn die Überlegungen noch wage sind, ist es wichtig, mit der Betroffenen täglich eng im Gespräch zu bleiben. Das müssen Sie nicht allein tun. Sie können ein kleines Netzwerk von verlässlichen Menschen aus der Familie und dem Freundeskreis aufbauen, die sich um die Betroffene kümmern. Wenn sie sich in Behandlung befindet, sollten Sie unbedingt ihren Psychotherapeuten informieren.

Weitere hilfreiche Informationen zu diesem Thema finden Sie auf den Internetseiten der Deutschen Gesellschaft für Suizidprävention (DGS). Schauen Sie dazu auch unter „Adressen" (siehe S. 171).

▶ Holen Sie Rat bei der Telefonseelsorge, wie Sie weiter vorgehen sollen. Sie ist zu jeder Tages- und Nachtzeit unter den folgenden Telefonnummern kostenlos zu erreichen: 0800 1110111 und 0800 1110222.

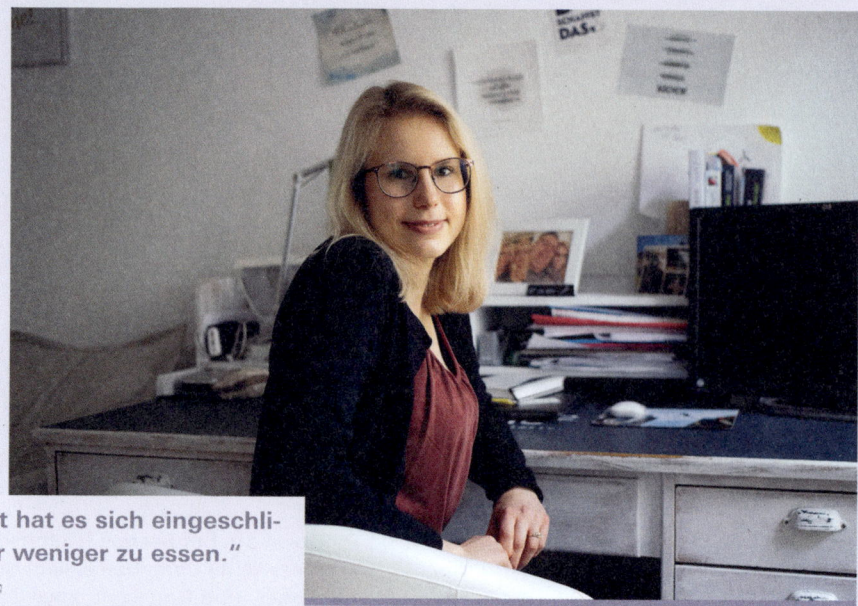

„Mit der Zeit hat es sich eingeschlichen, immer weniger zu essen."
Lisa Thiem

Die Essstörung heißt „Marie"
Die Geschichte von Lisa Thiem

Wenn Lisa Thiem zurückdenkt, sagt sie: „Ich kann mich an keinen Tag in meinem Leben erinnern, an dem ich mir keine Gedanken über meinen Körper und mein Gewicht gemacht habe. Das ging schon in der Grundschule los." Auch in der Familie sind Diäten immer wieder ein Thema. Dass sie jemals eine Magersucht entwickeln wird, hätte jedoch niemand gedacht. Auslöser ist die Abschlussfahrt in der zehnten Klasse. Die liegt nun etwa zehn Jahre zurück. Lisa Thiem hat sich vorgenommen, einmal nicht über ihre Figur nachzudenken und das Essen einfach zu genießen. Doch nach der Klassenfahrt ist die Unzufriedenheit groß, als sie feststellt, dass sie zugenommen hat. Sie beginnt, ihr Essen einzuschränken, um wieder auf ihr altes Gewicht zu kommen. „Mit der Zeit hat es sich dann einfach eingeschlichen, immer weniger und noch weniger zu essen", erinnert sie sich. Bestätigungen, wie gut sie Diät halten könne, bestärken sie.

Irgendetwas stimmt nicht
Schon wenige Monate nach der Klassenfahrt ist sie an einem Punkt, wo sie selbst über ihr Verhalten nachdenkt. Sie hat „so eine Befürchtung" und beginnt zu recherchieren. „Bei dem Thema Essstörungen fand ich mich wieder. Ich machte mir zum Beispiel darüber Gedanken, wie groß das Stück Gurke sein durfte, das es als Abendessen gab." Es sind vor allem die körperlichen Folgen, die ihr Angst machen. Daher entscheidet sie sich, mit ihren Eltern darüber zu sprechen. „Wir haben natürlich auch gemerkt, dass sich dein Essverhalten geändert hat, aber nicht an eine Erkrankung gedacht", so die Aussage ihrer Mutter damals. „Essstörungen haben doch eher Models, aber nicht ein ‚normaler' Mensch wie du." Lisa hat zu-

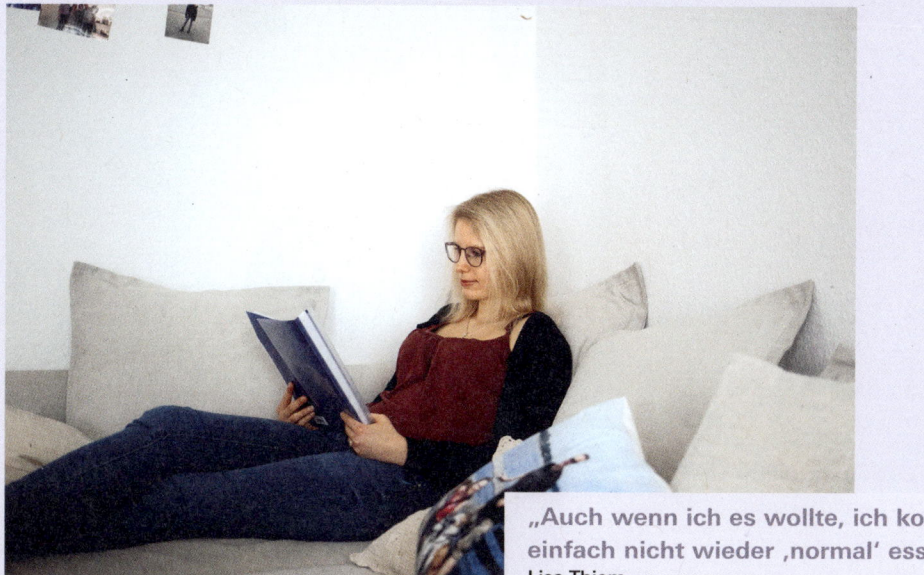

„Auch wenn ich es wollte, ich konnte einfach nicht wieder ‚normal' essen."
Lisa Thiem

nächst versucht, mit Unterstützung ihrer Eltern aus der Essstörung herauszukommen. Es wird jedoch schon bald klar, dass sie es ohne professionelle Hilfe nicht schaffen kann. „Auch wenn ich es wollte, ich konnte einfach nicht wieder ‚normal' essen." Zunächst ist sie sporadisch in einer ambulanten Gruppentherapie. Ihre Mutter versucht, für sie einen Platz in einer Spezialklinik zu bekommen. Da Lisa mittlerweile stark untergewichtig ist, wird sie auf Rat der Therapeutin zunächst in ein Krankenhaus eingeliefert. Ihre Bereitschaft, gegen die Essstörung anzukämpfen und selbst zu essen, hilft ihr während dieser Zeit sehr. „Ich wollte auf keinen Fall künstlich ernährt werden", erinnert sie sich. Nach etwa drei Monaten kann sie in die Klinik Am Korso in Bad Oeynhausen wechseln, eine Fachklinik für Essstörungen. Die Therapien und die Gespräche dort tun ihr gut und sind für sie sehr motivierend. Sie wird nach etwa drei Monaten mit Normalgewicht entlassen.

Auch die Eltern leiden

Lisa weiß, dass die Diagnose und die Zeit der Therapie für ihre Eltern sehr schwer und kräftezehrend waren. Sie haben sich von Beginn an viel über die Krankheit informiert. Später haben sie sich selbst Hilfe geholt, um besser mit der Situation umgehen zu können. „Das hat auch mir geholfen, da ich mir natürlich Vorwürfe gemacht habe, sie mit meiner Erkrankung zu belasten. Man macht es ja nicht gerne oder aus Egoismus heraus."

Sie erinnert sich an eine Geschichte aus der Zeit vor der Therapie: „Für die Schule habe ich mir abends immer eine Tüte mit Karotten vorbereitet. Diese landete meist im Müll. An einem Tag haben meine Eltern mir einen Zettel in die Tüte getan und sie fragten am Abend danach. Da ich davon nichts wusste, war klar, was ich mit der Tüte machte." Doch die Eltern haben ihr keine Vorwürfe gemacht oder ihr Verhalten verurteilt.

Die Essstörung hat die Familie zusammengeschweißt. Sie konnten zunehmend

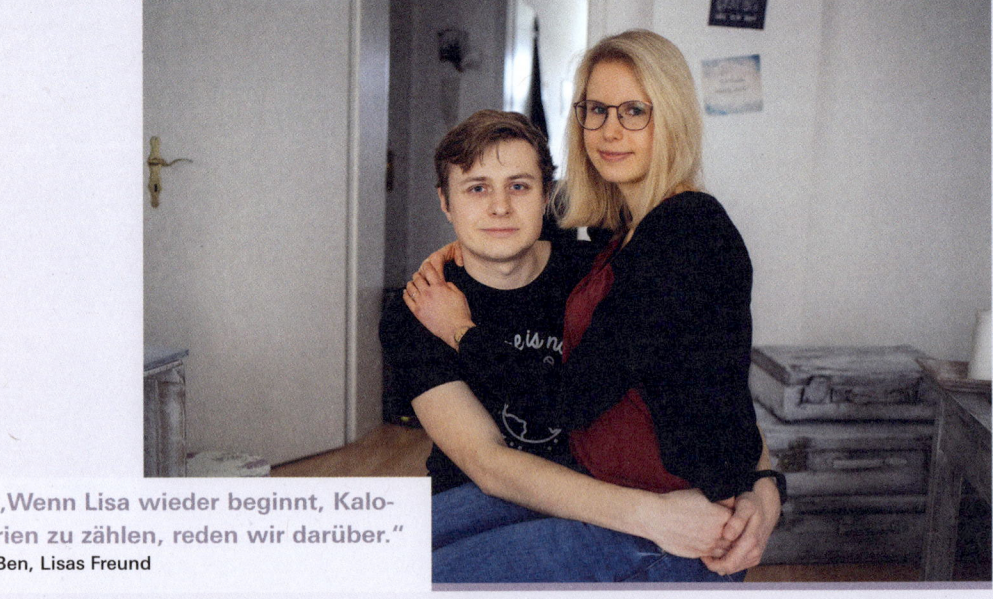

„Wenn Lisa wieder beginnt, Kalorien zu zählen, reden wir darüber."
Ben, Lisas Freund

offener mit der Erkrankung umgehen. „Mein Vater hatte die Idee, der Essstörung einen Namen zu geben: Marie!" Und so ist es auch heute noch. Wenn in der Familie über die Erkrankung gesprochen wird, sprechen alle von „Marie". „Meine Person losgelöst von der Erkrankung zu sehen, erleichtert es allen, mein Verhalten besser zu verstehen. Auch mit meinen Lügen konnten meine Eltern so besser umgehen." Lisa will sich mit der Essstörung nicht identifizieren. „Ich selbst fühle mich so, als wenn ich ein Engelchen und ein Teufelchen auf meinen Schultern hätte, die mich von zwei Seiten beeinflussen wollen und ein Zwiegespräch führen. Das ist nicht immer einfach."

Wenn sie zurückdenkt, ist Lisa ihren Eltern sehr dankbar für deren Unterstützung. „Trotz meines pubertären Verhaltens haben sie mir viel Vertrauen geschenkt. Das ist auch der Grund, warum ich mit ihnen gesprochen habe, als mir klar wurde, dass ich eine Essstörung haben könnte."

Die Erkrankung kommt schleichend wieder

Lisa hält sich zu Hause zunächst an die Essenspläne und kommt – wieder mit der Hilfe ihrer Eltern – gut klar. Nach einer gewissen Zeit hat sie das Bedürfnis, sich davon zu lösen. „Ich möchte wieder so essen, wie ich Hunger habe." Damit geht jedoch das Gewicht langsam wieder nach unten. Das zieht sich über mehrere Jahre. In der Zwischenzeit kann Lisa ihren Realschulabschluss nachholen und ihr Abitur machen. Als es zum Psychologiestudium nach Gera geht, schränkt sie ihr Essen nach und nach weiter ein. „Ich wollte nie ganz aufhören zu essen, aß aber immer nur Gemüse, weil es wenig Kalorien hat." Sie erachtet ihr Verhalten zu dieser Zeit aber nicht als Essstörung, eher als „gesundes Essen", wie sie sich erinnert.

Damals ist sie nicht wieder so weit, erneut etwas gegen die Erkrankung zu tun. Bis sie bei einer Vorsorgeuntersuchung erfährt, dass ihre Essstörung bereits zu einer Vorstu-

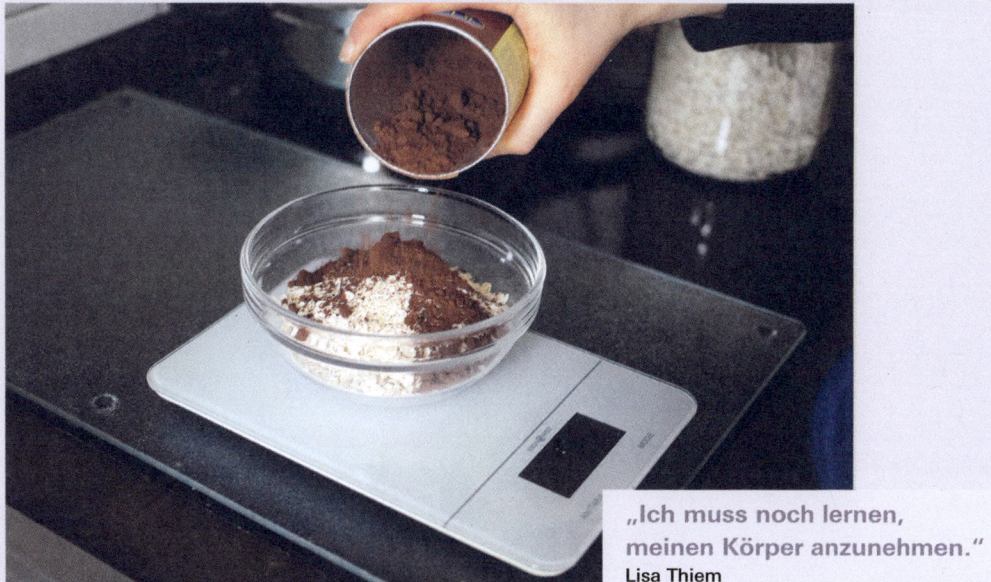

„Ich muss noch lernen, meinen Körper anzunehmen."
Lisa Thiem

fe der Osteoporose geführt hat. „Diese Diagnose war für mich erschreckend und der Grund dafür, erneut gegen die Magersucht anzukämpfen", weiß sie heute. Lisas Freund Ben ist ihr eine große Stütze. Sie ist froh, dass er für sie die Essenspläne erstellt und sie sich mit dem Thema Kalorien und Lebensmittel nicht beschäftigen muss. „Gewogen wird ‚blind'. Ich steige ‚rückwärts' auf die Waage und nur mein Freund sieht das Gewicht", was bis heute gut funktioniert. Lisa hat ihr Normalgewicht wieder erreicht. „Damit geht es ihr mal besser, mal schlechter."

Der offene Umgang hilft
Für Lisa ist es wichtig, offen über Gefühle, Wünsche und auch Probleme sprechen zu können. Gerade bei ihrem Freund weiß sie dies sehr zu schätzen. „Wenn Lisa dann doch mal wieder anfängt, die Menge an Öl in der Pfanne zu kritisieren, das Obst abzuwiegen oder die Kalorien auf verpackten Produkten kritisch zu lesen, ist dies für mich oftmals schwer zu verstehen. Dann reden wir darüber", erklärt Ben. Auch wenn es ihr nicht gut geht oder es einmal zu einem Streit kommt, versuchen sie im Gespräch, beide Seiten zu reflektieren: „Was hat dich gestört, was war für mich schwierig, was hätte ich mir oder was hättest du dir gewünscht." Dies hilft, sich besser zu verstehen. Die Unterstützung, die sie durch ihn hat, hält Lisa stabil.

„Ich kann damit leben"
Lisa ist weiterhin in Therapie. Sie weiß, dass sie die Krankheit noch nicht ganz überwunden hat. Sie kann ihr Verhalten jedoch besser einschätzen und weiß genau, was davon Teil der Essstörung ist. Sport ist beispielsweise nach wie vor wichtig für sie. An zwei Tagen in der Woche versucht sie, darauf zu verzichten. Dies fällt ihr nicht immer leicht. Sie ist sich bewusst, dass sie weiter an sich arbeiten muss. In ihrem Körper fühlt sie sich nicht immer wohl. „Ich muss noch lernen, meinen Körper anzunehmen."

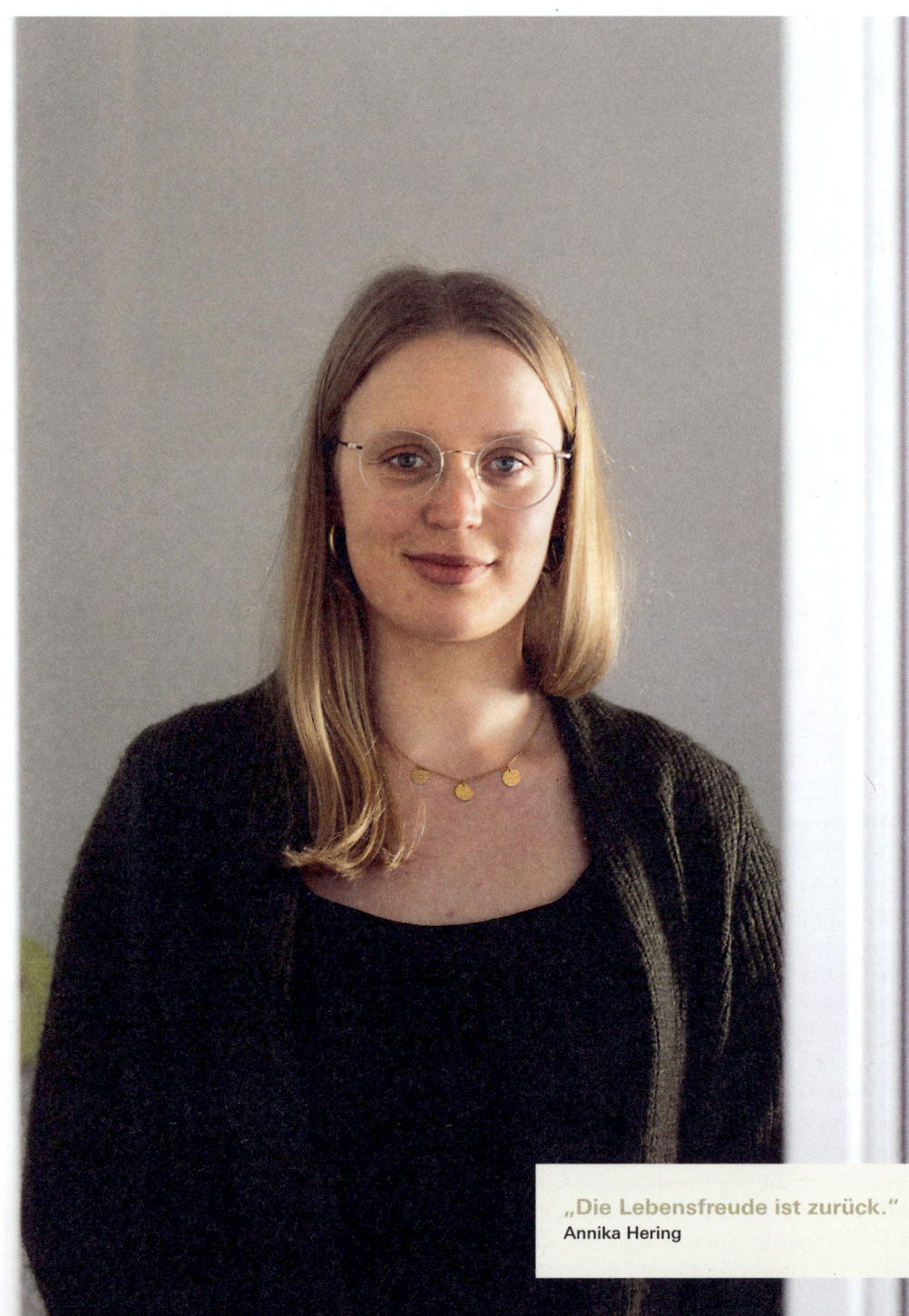

„Die Lebensfreude ist zurück."
Annika Hering

Was bedeutet die Diagnose für Sie?

Mit der Diagnose wird aus dem Verdacht nun Gewissheit. Obwohl Sie es geahnt haben, fühlt sich alles anders an. Wie geht es nun weiter?

Die Diagnose Essstörung stellt das Leben auf den Kopf, und das von jetzt auf gleich. Auch wenn Sie schon länger bemerkt haben, dass etwas nicht stimmt, nun ist es unumstößliche Realität. Ab dem Moment kommen viele neue Gedanken und Gefühle auf, vielleicht auch Wut und Zorn. Sie fragen sich, warum und wie es dazu kommen konnte. Bei diesem Blick zurück auf die möglichen Ursachen der Krankheit will Sie dieses Kapitel begleiten.

Ebenso soll es aber darum gehen, was in nächster Zeit auf Sie zukommt. Sie fragen sich vermutlich, wie es nun weitergeht. Daneben kommt vielleicht die Angst auf, die Betroffene könnte keinen Ausweg finden. Essstörungen sind schwerwiegende psychische Erkrankungen, die gut behandelbar sind. Dennoch bleibt die Ungewissheit.

Viele können sich auf die neue Situation besser einstellen, wenn sie das Gefühl haben, zu wissen, worum es geht. Informieren Sie sich (siehe S. 37), lassen Sie sich von Ärzten und Therapeuten genau erklären, was nun wichtig ist. Sprechen Sie auch mit der Betroffenen, um gemeinsam zu entscheiden, was nun passieren soll und wie Sie das (Zusammen-)Leben neu gestalten und eine Veränderung zum Guten unterstützen können. Denken Sie dabei auch an sich. Die Erkrankung geht an Ihnen nicht spurlos vorbei.

Wie konnte es so weit kommen?

Natürlich beschäftigt Sie die Frage nach dem Warum. Für Sie kann es vielleicht eine Entlastung sein, die Entstehung der Krankheit zu verstehen.

Eine Essstörung entwickelt sich über viele Jahre hinweg. Im Einzelfall ist es daher oftmals schwer zu sagen, wie es zu der Erkrankung kam oder wann sie begonnen hat. Manche Betroffene haben sich schon immer mit den Themen Essen und Figur beschäftigt. Auch waren sie stets sehr sportlich und in ihrer Freizeit sehr aktiv. Andere hingegen beginnen erst mit dem Einsetzen der Erkrankung, diese Themen in den Mittelpunkt ihres täglichen Lebens zu stellen.

Für die Therapie ist es wichtig, herauszufinden, wo die Ursachen für die Krankheitsentstehung liegen. Doch auch Sie können vermutlich gar nicht anders, als sich immer wieder die Frage nach der Ursache zu stellen. Erlauben Sie sich, diesen Überlegungen nachzugehen. Denn die Vergangenheit zu verstehen kann helfen, die gegenwärtige Situation anzunehmen.

Es geht nicht um Schuld

Es geht nicht darum, einen Schuldigen für die Erkrankung zu finden. Vielmehr ist es von Bedeutung, die Hintergründe und auslösenden Faktoren für die Essstörung so weit wie möglich zu verstehen, um daraus die erforderlichen Strategien für die Behandlung zu entwickeln und vielleicht auch Veränderungen im Familienleben einzuleiten. Eines ist klar: Es gibt nicht die eine Ursache, sondern es sind immer mehrere verschiedene Gründe, die gemeinsam schließlich zu einer Essstörung führen. Einige wesentliche Einflussfaktoren sind bekannt und werden im Folgenden beschrieben.

Einfluss der Medien

Jugendliche und junge Erwachsene finden ihre Vorbilder häufig in Medien wie Modezeitungen, Fernsehsendungen. Die sozialen Medien haben diese Situation nochmals deutlich „verschärft" (siehe rechts). Schauspieler, Models, Bloggerinnen und Influencerinnen zeigen, wie ein „perfekter Körper" vermeintlich aussehen sollte. Dabei spielt es keine Rolle, dass die Bilder mitunter bearbeitet sind. Models werben für Bekleidung, Sport und bestimmte Lebensmittel oder Ernährungsweisen und entsprechen dabei dem westlichen Schönheitsideal. Insofern können auch manche Sendungen wie Modelcastings zur Entstehung von Essstörungen beitragen, sind aber nicht alleinige die Ursache.

→ **Das beherrschende Schönheitsideal**

Immer wieder propagieren die Medien eine „Idealfigur", die oft nicht dem normalen alters- und geschlechtsspezifischen Körpergewicht entspricht. Insbesondere Mädchen und Frauen, aber immer häufiger auch Jungen und Männer, stehen dadurch unter dem ständigen Druck, ihre Figur diesem Schönheitsideal anzupassen. Dies kann die Entwicklung einer Essstörung, vor allem einer Magersucht oder Bulimie, begünstigen.

Viele Jugendliche vergleichen sich mit ihren Vorbildern und fühlen sich plötzlich zu dick, auch wenn ihr Körpergewicht im Normalbereich liegt. „Dünn sein" bringen sie in Verbindung mit Attraktivität und Erfolg. Gerade junge Mädchen orientieren sich oft an extrem dünnen Personen, denen sie nacheifern – vor allem dann, wenn sie ihre Bestätigung über das Aussehen suchen.

Die besondere Gefahr sozialer Medien?
Es bleibt jedoch nicht bei einer rein passiven Orientierung an medial vermittelten Vorbildern. Soziale Medien zeichnen sich schließlich dadurch aus, dass sie nicht bloß konsumiert werden, sondern den aktiven Austausch ermöglichen. Beim Thema Essstörungen sind damit besondere Gefahren verbunden:

▶ Auf Fotoplattformen wie Instagram ist es üblich, dass Jugendliche Bilder von sich selbst posten. Bleibt hier das erhoffte positive Feedback (Herzchen oder Likes) aus oder ernten die Fotos gar negative Kommentare, kann das Jugendliche stark belasten. Doch auch positive Kommentare („Wow, wie schlank du bist!") können beispielsweise zum strikteren Weiterführen einer Diät motivieren.

▶ Messenger wie WhatsApp erlauben es, sich praktisch permanent mit der Peergroup (siehe Kasten S. 31) auszutauschen. Sind dort Themen wie Abnehmen und Figur gerade wichtig, sind diese dadurch im Alltag immer präsent. Auch hier lassen sich Fotos posten – von der eigenen Figur oder von der Anzeige auf der Waage.

▶ Der Austausch in den sozialen Medien findet auch mit Fremden statt, die über ein gemeinsames Thema zusammenfinden. Menschen, die abnehmen möchten, organisieren beispielsweise sogenannte Challenges, bei denen es darum geht, bestimmte Abnehmziele zu erreichen.

▶ In extremen Fällen können Menschen, bei denen bereits eindeutig eine Essstörung vorliegt, die sozialen Medien nutzen, um sich gegenseitig im krankhaften Essverhalten zu bestärken – etwa mit Tipps zum Hungern oder zum Erbrechen nach Essanfällen.

Essstörungen verstehen

Die Wirklichkeit hinter den Bildern. Fotos von sehr schlanken Personen, die in den sozialen Medien gepostet werden, entsprechen häufig nicht der Realität. Damit das Gesicht noch schmaler und die Hüften noch schlanker wirken, werden sie mit speziellen Bearbeitungsprogrammen, Filtern oder Weichzeichnern retuschiert. In welchem Ausmaß dies erfolgt, ahnen viele Nutzer nicht. Die dargestellten „Idealfiguren" sind in der Regel unerreichbar und können dazu führen, sich im eigenen Körper nicht mehr wohlzufühlen.

Auf diese Weise können soziale Medien also eine Tendenz zu einem gestörten Essverhalten verstärken oder sogar die Therapie einer Essstörung unterlaufen. Natürlich sind deswegen die sozialen Medien nicht per se schädlich, zumal sie auch zahlreiche positive Möglichkeiten bieten. Ein paar Anregungen zu einem bewussten Umgang mit sozialen Medien erhalten Sie auf S. 87.

Der Einfluss der Pubertät

Essstörungen entwickeln sich häufig in der Phase der Pubertät. Besonders Mädchen beschäftigen sich in dieser Zeit stark mit ihrem Körper und dem Körperbild. Sie entwickeln eigene Vorstellungen von Schönheit und Attraktivität. Die körperlichen Veränderungen können aber auch dazu führen, dass sie verunsichert sind. Dies ist zunächst ganz normal und führt nicht gleich zu einer Essstörung. Verknüpft mit anderen Erfahrungen, beispielsweise Hänseleien oder unangenehmen sexuellen Erfahrungen, kann sich diese Verunsicherung jedoch verstärken. Auch das „Erwachsenwerden" und die Loslösung vom Elternhaus werden unbewusst häufig als sehr schwierig empfunden. Über die Kontrolle ihres Essverhaltens versuchen Betroffene, mehr Sicherheit und Ordnung in ihr Leben zu bringen.

Essstörungen sind ein Stück weit genetisch bedingt. Es gibt aber kein „Essstörungs-Gen", das die Krankheit auslöst. Eine genetische Veranlagung kommt erst zum Tragen, wenn weitere Faktoren hinzukommen. Gene können beispielsweise die Ausbildung verschiedener Persönlichkeitsfaktoren prägen, aber auch den Hormonhaushalt. Hier sind die Geschlechtshormone, wie Östrogen und Testosteron, sehr bedeutsame Einflussfaktoren für eine Essstörung, insbesondere während der Pubertät.

Die Persönlichkeit der Betroffenen

Die bisher genannten Faktoren reichen allein natürlich noch nicht aus, um zu erklären, warum manche eine Essstörung entwickeln und andere nicht. Schließlich ist die Pubertät eine Erfahrung, die alle Heranwachsenden machen, und die sozialen Medien sind heutzutage fester Bestandteil des Alltags der jungen Generation. Bei Menschen, die tatsächlich eine Essstörung entwickeln, lassen sich außerdem oft ganz bestimmte Persönlichkeitsmerkmale beobachten:

Betroffene haben oft einen hohen Anspruch an sich selbst. Sie wollen es allen recht machen. Sie sind auffallend ehrgeizig und zielstrebig und streben in der Schule oder auch bei ihren Freizeitbeschäftigungen und Hobbys sehr gute Leistungen an. Gedanken wie „Ich muss alles perfekt machen, damit ich nicht als Versager dastehe" und „Nur wenn ich gute Leistungen bringe, bin ich etwas wert" beschäftigen sie immerfort. Mit Kritik von außen können sie nur schwer umgehen, diese wirft sie schnell aus der Bahn. Konflikten gehen sie gern aus dem Weg. Nahezu alle Betroffenen leiden unter stressigen Situationen und sind sehr impulsiv.

Auch wenn sie nach außen hin gut funktionieren und gute Leistungen bringen, haben Betroffene oft ein sehr geringes Selbstwertgefühl. Sie lehnen sich und ihr Handeln ab und glauben, für andere nicht gut genug zu sein. Auch das Selbstvertrauen ist sehr gering. Sie haben das Gefühl, mit anderen nicht mithalten zu können.

Was die Familie bewirkt

Die Frage nach den Ursachen der Erkrankung ist auch immer mit der Frage verbunden, inwiefern das familiäre Umfeld zur Entstehung der Essstörung beigetragen hat. Gerade diese Frage kann für Angehörige von Betroffenen sehr belastend sein, umso mehr, weil sie sich in den meisten Fällen nicht eindeutig beantworten lässt. Es gibt keine bestimmte Familienstruktur, die zu einer Essstörung führt. Kinder aus sehr behüteten, sehr einfühlsamen Familien erkranken ebenso wie Kinder aus Familien, in denen Konflikte in heftigen Auseinandersetzungen ausgelebt werden und die das Ideal der Stärke vermitteln.

Es ist meist auch nicht möglich, die Entstehung einer Essstörung klar an einem bestimmten Verhalten der Eltern festzumachen. Einige Faktoren, die Auslöser sein

Essstörungen verstehen

Hänseleien als Auslöser. Der Einstieg in eine Essstörung kann auch durch körperbezogene Kommentare von Freunden oder Mitschülern ausgelöst werden. Hänseleien bis hin zum Mobbing bewirken bei den Betroffenen ein Gefühl der Ohnmacht. Sie suchen einen Weg heraus und flüchten in die Essstörung. In ihnen wächst die „Gewissheit", dass sie schlank und sportlich sein müssen, um anerkannt zu werden.

können (aber nicht müssen!), sind jedoch bekannt:

→ **Hohe Erwartungen können überfordern**

Eine hohe Erwartungshaltung vonseiten der Eltern, was etwa schulische Leistungen betrifft, kann Kinder überfordern. Das Einordnen solcher Gefühle fällt jüngeren Kindern in der Regel schwerer als Jugendlichen oder jungen Erwachsenen. Sie erkennen das Problem nicht und sprechen nicht darüber, sondern suchen eine Möglichkeit, damit fertig zu werden, und finden den Weg über die Essstörung. Diese gibt ihnen das Gefühl, etwas unter Kontrolle zu haben und in dieser Hinsicht erfolgreich zu sein.

Häufig haben auch andere Familienmitglieder eine negative Einstellung zum Körper und ein auffallendes Essverhalten. Eine übermäßige Fokussierung auf Schlankheit, Leistung oder Fitness in der Familie, häufige Diätphasen oder extremes Sporttreiben können die Entwicklung einer Essstörung begünstigen. Auch Krankheiten in der Familie können eine Rolle spielen. Familienangehörige von Betroffenen leiden oftmals unter psychischen Erkrankungen, wie Depressionen oder Suchterkrankungen.

Weiterhin können bestimmte Ereignisse, beispielsweise die Trennung der Eltern, der Tod eines Familienangehörigen oder Gewalt der Grund für die Erkrankung sein.

Es geht nicht um Schuld

Es kann sein, dass Ihnen einige der eben beschriebenen Muster aus Ihrem eigenen Familienleben vertraut vorkommen. Vielleicht quälen Sie dann Schuldgefühle und Sie denken beispielsweise: „Wäre ich nur zufrieden mit meiner Figur, dann hätte ich nie eine Diät machen müssen und meine Tochter hätte nun keine Magersucht." Es ist auch möglich, dass sich in der Therapie herausstellt, dass tatsächlich bestimmte Probleme

---

ℹ **Trennungs- und Verlustängste:** Wenn ein geliebter Mensch stirbt oder die Eltern sich trennen, bricht für Kinder eine Welt zusammen. Eltern versuchen dann häufig, durch verstärkte Fürsorge den Schmerz des Kindes zu lindern. Für die Entwicklung des Kindes ist die selbstständige Auseinandersetzung mit der Situation jedoch wichtig. Unterstützen Sie Ihr Kind dabei, auf seine eigene Art und Weise damit fertig zu werden. Dies stärkt sein Selbstwertgefühl.

in der Familie oder auch Ereignisse wie eine Scheidung zur Entstehung der Essstörung beigetragen haben. Die Schuldgefühle nagen in solchen Fällen oft sehr an den Eltern und sind zermürbend. Wenn Sie so empfinden, ist das sehr verständlich, doch es hilft in der aktuellen Situation überhaupt nicht weiter. Machen Sie sich zunächst klar:

→ **Die Ursachen einer Essstörung sind vielschichtig**
Auch wenn es Hinweise gibt, dass eine zeitweise gestörte Beziehung der Kinder zu den Eltern eine Magersucht oder Bulimie begünstigen kann, so ist dies keinesfalls der alleinige Auslöser. Denken Sie immer daran: Essstörungen sind sehr viel komplexer und es bedarf immer mehrerer Faktoren, die zu einer Essstörung führen.

Niemand kennt Ihr Kind besser als Sie. Sie wissen, in welchem Umfeld es aufgewachsen ist. Seien Sie in den Gesprächen mit dem Arzt oder Therapeuten daher offen und ehrlich, wenn es darum geht, familiäre Zusammenhänge und Hintergründe der Essstörung der Betroffenen herauszuarbeiten. Haben Sie keine Angst davor, es könnte Ihnen jemand Vorwürfe machen. In einer Therapie geht es nicht darum, jemandem die Schuld zuzuweisen, sondern darum, die Entstehung der Essstörung zu verstehen. Dies ist wichtig, um therapeutisch den richtigen Weg für Ihr Kind einzuschlagen.

Mit Schuldgefühlen umgehen
Wenn Ihre Versagens- oder Schuldgefühle unerträglich werden und Sie das Gefühl haben, nicht mehr damit klarzukommen, sollten Sie sich Hilfe holen. Oftmals kann der Besuch einer Selbsthilfegruppe und der Austausch mit Eltern und Angehörigen, die in der gleichen Lage sind, helfen, die Situation besser zu bewältigen. Informationen dazu finden Sie auf S. 115.

Mit der Diagnose leben

Die Diagnose Essstörung ist für alle Beteiligten belastend. Die Krankheit zu akzeptieren, erleichtert es Ihnen, damit klarzukommen.

Für Eltern ist es im ersten Moment nicht einfach, die Diagnose Essstörung wahrzuhaben und anzunehmen. Sie werden konfrontiert mit einer Erkrankung, die sie bislang vielleicht nur aus den Medien oder aus Erzählungen von Bekannten kennen. Und nun soll das eigene Kind davon betroffen sein!

Oft bricht eine Welt zusammen, denn bislang war das Familienleben doch fast perfekt. Natürlich gab es hier und da Probleme und Streitpunkte, aber die gibt es doch in jeder Familie. Es kommen Gedanken auf wie: „Eigentlich kann uns so etwas doch nicht passieren. Es ist unmöglich, dass mein Kind eine Magersucht hat." Die Diagnose ruft Angst und Hilflosigkeit hervor. Doch der erste entscheidende Schritt besteht darin, die Diagnose zuzulassen – das gilt nicht nur für Betroffene selbst, sondern auch für Angehörige.

Wahrscheinlich fragen Sie sich, wie Sie nun am besten mit der Situation umgehen. Was bedeutet die Diagnose für Sie und die Familie? Natürlich machen Sie sich auch Gedanken um den Umgang mit der Betroffenen. Wie sollen Sie sich ihr gegenüber verhalten? Wie können Sie sie am besten unterstützen, mit der Krankheit zurechtzukommen? Was schadet eher oder belastet sie? Auf den folgenden Seiten lesen Sie, was sich verändert und was in Ihrer Hand liegt.

→ Die Krankheit akzeptieren

Nehmen Sie die Tatsache an, dass eine Essstörung eine ernst zu nehmende psychosomatische Krankheit ist. Sie ist nicht von heute auf morgen heilbar und Betroffene können sich nicht vornehmen, einfach wieder „normal" zu essen. Doch die Krankheit ist behandelbar, eine Therapie kann helfen.

Was die Diagnose für den Umgang miteinander bedeutet

Möglicherweise fühlen Sie sich nach der Diagnose ratlos. Sie fragen sich: „Worüber kann ich mit meiner Tochter sprechen?" oder „Was kann ich ihr zumuten?". Ihre Gedanken erscheinen Ihnen widersprüchlich: Auf der einen Seite möchten Sie der Betroffenen natürlich helfen, die Krankheit zu überwinden. Auf der anderen Seite kommen Sie nur schwer mit der belastenden Si-

Essstörungen verstehen

Belastungsprobe für die Beziehung der Eltern. Die Diagnose einer Essstörung bei Kindern kann zu Spannungen zwischen den Eltern führen. Vielleicht ist man nicht immer der gleichen Meinung, was die Therapie angeht. Möglich ist auch, dass ein Elternteil sich schwertut, die Diagnose anzunehmen, und nicht bereit ist für eine Familientherapie. Dies kann Beziehungen belasten und sogar zum Scheitern bringen, vor allem, wenn es vor der Diagnose schon Spannungen gab. Vielleicht ist die neue Situation aber auch die Chance für einen Neuanfang.

tuation klar. Vielleicht würden Sie sich am liebsten zurückziehen.

Die Betroffene ist Ihnen möglicherweise schon länger fremd vorgekommen. Ihr Verhalten war nicht mehr so wie früher. Die Fröhlichkeit oder die Lust an gemeinsamen Aktivitäten hat nachgelassen. Jetzt können Sie diese Veränderungen einordnen und sie als Teil der Erkrankung annehmen. Um im Familienalltag gut damit umgehen zu können, kann es hilfreich sein, sich über einige Dinge klar zu werden:

- Das Familienleben wird sich verändern.
- Schuldzuweisungen helfen Ihnen nicht weiter. Wichtig ist, die Krankheit zu akzeptieren und gemeinsam Strategien zu entwickeln, die die Betroffene unterstützen.
- Ihre Hilfe ist wichtig. Machen Sie sich aber bewusst, dass Sie die Erkrankung nicht heilen können. Die Betroffene benötigt eine professionelle Therapie.
- Eine Heilung ist möglich, doch die Krankheit kann unter Umständen auch ein Leben lang bestehen bleiben. Sie werden lernen, damit zu leben.

Stellen Sie sich darauf ein, dass die Betroffene die Diagnose nicht sofort annehmen wird.

Wenn die Betroffene noch Zeit braucht

Gerade zu Beginn streiten die meisten Betroffenen ab, eine Essstörung zu haben. In der Regel dauert es eine Zeit lang, bis sie die Krankheit akzeptieren. Dies kann dazu führen, dass sie jegliche Unterstützung ablehnen. Für Sie ist das belastend, weil Sie wissen, wie wichtig eine baldige professionelle Hilfe sein kann. Versuchen Sie, geduldig zu sein, auch wenn es sehr schwerfällt. Machen Sie sich bewusst, dass dieses Verhalten zum Krankheitsbild gehört.

Seien Sie einfühlsam

Im Zusammenleben mit der Betroffenen haben Sie die Krankheit immer vor Augen. Das ist ganz natürlich. Sie wollen der Betroffenen, so gut es geht, zur Seite stehen. Das gelingt Ihnen vor allem dann, wenn Sie sich bewusst machen, was diese erwartet. Versuchen Sie, sich einmal in ihre Situation hineinzudenken: Wie fühlt sie sich und was macht ihr Angst? Hat sie bestimmte Wünsche und Ziele, die sie aus eigener Kraft erreichen möchte? Wenn Sie sie dabei ungefragt unterstützen, vermitteln Sie, dass Sie ihr nicht zutrauen, das alleine zu schaffen.

→ **Den Menschen sehen**
Auch wenn es Ihnen in der akuten Situation unmöglich scheint: Versuchen Sie, nicht in erster Linie die Krankheit, sondern den Menschen zu sehen. Machen Sie Ihre Liebe und Akzeptanz nicht abhängig vom Essverhalten. Bewerten Sie dieses nicht und kritisieren Sie nicht. Auf diese Weise fördern Sie ein vertrauensvolles Miteinander und reduzieren den Widerstand der Betroffenen.

Zeigen Sie der Betroffenen, dass sie eine wichtige Person in Ihrem Leben ist und dass Sie bei allen Entscheidungen, die in den nächsten Wochen und Monaten auf sie zukommen, hinter ihr stehen. Dies ist auch ein guter Grundstein, um offene und ehrliche Gespräche führen zu können. Es motiviert und ermutigt die Betroffene, ihre eigene Sichtweise und ihr Verhalten zu überdenken. Sie helfen ihr damit, gegen die Erkrankung anzukämpfen, statt sich selbst als Problem zu sehen.

Lassen Sie Gefühle zu
Die Tage nach der Diagnose sind nicht einfach. Es wird Situationen geben, in denen die Betroffene sehr impulsiv reagiert oder sich mehr und mehr zurückzieht. Sie werden schnell merken, welchen Gefühlswandel Sie selbst durchmachen. Einmal ist es vielleicht eher Wut oder Zorn über die Situation oder das Verhalten der Betroffenen, an anderen Tagen sind Sie eher betrübt und mutlos und wissen nicht, wie es weitergehen soll. Halten Sie damit nicht hinterm Berg. Sprechen Sie Ihre Gefühle und die eigene Wahrnehmung offen an, ohne Vorwürfe zu machen. Stellen Sie die Themen Essen und Gewicht nicht in den Vordergrund, sondern vielmehr die Sorge darüber, dass es der Betroffenen nicht gut geht und sich die Krankheit ohne Behandlung noch verschlimmern wird. Dabei ist weder eine Dramatisierung noch eine Bagatellisierung des beobachteten Verhaltens hilfreich.

Lassen Sie aber auch die Gefühle der Betroffenen zu. Kinder, die an einer Essstörung erkrankt sind, haben häufig Angst, ihren Eltern dadurch zur Last zu fallen oder ihnen Sorgen zu bereiten. Diese Angst sollten Sie der Betroffenen nehmen. Offenheit hilft, die Gefühle des anderen besser zu verstehen. Daher gilt: Seien Sie offen, wenn die Betroffene das Gespräch sucht. Bleiben Sie dabei sachlich und ruhig.

Verheimlichen hat Nachteile: Die Essstörung kann mit der Zeit offensichtlich werden, wenn die Betroffene beispielsweise weiter an Gewicht verliert. Möglicherweise ziehen sich Eltern aus ihrem sozialen Umfeld zurück, da sie in die Therapie eingebunden sind und einfach weniger Zeit haben. Auch das kann für Freunde ein Signal sein, dass etwas nicht in Ordnung ist. Für einen guten Freund oder nahen Verwandten kann es verletzend sein, wenn er merkt, dass Sie ihm etwas verheimlicht haben.

Auch als Mann Gefühle zeigen

Väter – leibliche oder Stiefväter – reagieren meist anders als Mütter, wenn sie erfahren, dass ihre Tochter oder ihr Sohn eine Essstörung hat. Während Mütter in der Regel eher emotional sind, reagieren Väter oftmals nach außen hin zunächst neutral. Ihnen fällt es häufig leichter, sachlich mit dem Thema umzugehen und mit weniger Emotionen mit der Betroffenen über die Erkrankung zu sprechen.

Doch auch als Vater sollten Sie Ihrem Kind gegenüber Gefühle zeigen und deutlich machen, dass es Ihnen sehr am Herzen liegt. Schon kleine Gesten tun gut. Nehmen Sie sich zum Beispiel Zeit für einen Spieleabend oder schauen Sie sich gemeinsam einen Film an.

Wer soll davon erfahren?

Die Diagnose beeinflusst nicht nur das Familienleben und den Umgang mit der Betroffenen. Angehörige von Menschen mit einer Essstörung stehen auch vor der Frage, wie sie mit der Erkrankung nach außen umgehen. Verheimlichen oder offen darüber sprechen?

Selbstverständlich geht es keinen Außenstehenden etwas an, was mit Ihrem Kind los ist. Sie müssen nicht die Neugier der Nachbarn befriedigen. Andererseits ist eine Essstörung nichts, für das sich Betroffene oder ihre Familien schämen müssten. Es ist eine Krankheit. Hat sich jemals jemand dafür geschämt, dass er an Rheuma oder einer Mittelohrentzündung erkrankt ist? Niemand ist schuld an der Essstörung. Die Betroffene verdient Anteilnahme und großen Respekt, wenn sie eine Therapie macht. Auch ihre Familie verdient Respekt, weil sie sie unterstützt. So einfach ist das eigentlich.

Allerdings sind Essstörungen wie andere psychische Erkrankungen häufig mit Vorurteilen verbunden. Betroffene und auch Angehörige erfahren zum Teil Unverständnis oder sogar Ablehnung. Das mag ein Grund sein, zunächst nicht darüber zu sprechen. Doch wenn Sie versuchen, die Erkrankung im Umfeld, bei Freunden, Verwandten oder Kollegen zu verheimlichen, wird es Sie viel Kraft kosten.

Zugegebenermaßen ist es oft nicht leicht, sich zu entscheiden, wem man wie viel erzählt. Wie sieht es mit den Großeltern und weiteren Verwandten aus? Legen Sie mit der Betroffenen fest, wer informiert wird und wie detailliert Sie über die Erkrankung sprechen. Klären Sie auch, wer das Gespräch führt. Vielleicht will Ihr Kind selbst davon erzählen, weil es sich Unterstützung außerhalb der Familie wünscht.

Andere über die Essstörung informieren

Auch wenn es nicht immer leichtfällt, mit Freunden oder Verwandten über die Krankheit zu sprechen, kann es guttun, sich mit jemandem darüber auszutauschen. Viele Menschen nehmen Anteil und bieten ihre Unterstützung an. Gespräche mit Freunden helfen, sich den Problemen zu stellen und nicht wegzuschauen. Sie können Ihnen Kraft geben, wenn eine Situation unerträglich scheint.

Die Essstörung, wie auch die Höhen und Tiefen bei der Behandlung, werden Sie vermutlich noch lange Zeit begleiten und Sie müssen im Alltag damit zurechtkommen – sei es im Freundeskreis, in der Nachbarschaft, in der Schule oder am Arbeitsplatz. Wahrscheinlich ist es viel anstrengender, immer wieder herumzureden, als einmal Klartext zu sprechen. Machen Sie eindeutige, nüchterne Aussagen, wie zum Beispiel:

- „Mein Sohn leidet an einer Binge-Eating-Störung. Er hat einen guten Therapeuten gefunden. Es wird ihm bald besser gehen."
- „Ja, meine Frau ist für ein paar Wochen in der Klinik. Sie ist an Magersucht erkrankt."
- „Unsere Tochter ist für eine Zeit lang ausgezogen. Sie leidet an Bulimie. Wir sind froh, dass sie jetzt in Behandlung ist und in einer therapeutischen Wohngemeinschaft lebt."

Je natürlicher Sie zu der Erkrankung stehen und je vernünftiger Sie darüber sprechen, umso weniger Gerede müssen Sie befürchten.

Wenn die Betroffene die Krankheit für sich behalten möchte

Haben Sie Verständnis dafür, falls die Betroffene die Krankheit für sich behalten möchte. Doch auch in diesem Fall sollten Sie für sich einen Gesprächspartner suchen, dem Sie vertrauen können. Haben Sie dabei kein schlechtes Gewissen der Betroffenen gegenüber. Für Sie ist es wichtig, dass Sie jemanden haben, mit dem Sie sich über Ihre Sorgen und Gedanken austauschen können und der Ihre Gefühle versteht.

Wie können Sie helfen?

Eltern und andere Angehörige können eine Essstörung nicht therapieren, sind aber wesentlicher Teil der Behandlung und können die Betroffenen begleiten und unterstützen.

→ **Was heißt es nun für Sie,** wenn Ihr Kind eine Essstörung hat? Natürlich wollen Sie, wo es nur geht, helfen. Die Schwierigkeiten und Probleme, die zur Essstörung geführt haben und die sich aus der Erkrankung ergeben, können jedoch mit professioneller Hilfe überwunden werden. Ihre Unterstützung ist dabei sehr wichtig. Sie können durch Ihr Mitwirken dazu beitragen, dass sich Verhaltensweisen und Faktoren, die an der Aufrechterhaltung der Krankheit beteiligt sind, ändern.

Lernen Sie loszulassen
Auch wenn es gut gemeint ist: Aufopferung, Zugeständnisse und Mitleid schaden mehr, als dass sie helfen. Sie rauben Ihnen ungemein viel Kraft und Energie, ohne dass es der Betroffenen nützt. Vielleicht ist es für Sie im ersten Moment schwer zu verstehen, aber übergroße Liebe und Mitgefühl wirken sich nicht positiv auf die Heilung aus – im Gegenteil. Menschen mit Essstörungen haben es schwer, Verantwortung zu tragen, sich mit Kritik auseinanderzusetzen oder Konflikte zu lösen. Daher sollten Sie genau dies fordern. Trauen Sie der Betroffenen etwas zu und lassen Sie sie los.

→ **Verantwortung abgeben**
Veränderungen im Essverhalten sind nur dann Erfolg versprechend, wenn sie aus eigenem Antrieb erfolgen. Den Weg dorthin muss die Betroffene allein gehen. Gehen Sie ihr dann entgegen, wenn sie Ihnen signalisiert, dass sie Hilfe braucht und diese annehmen möchte. Motivieren Sie sie dazu, sich in professionelle Hände zu geben (siehe S. 50). Geben Sie ihr Kraft und Unterstützung, die Verantwortung selbst zu tragen.

Setzen Sie Grenzen in Situationen, in denen Sie es für richtig halten, beispielsweise im Umgang mit Ihnen. Das bedeutet nicht, die Betroffene im Stich zu lassen oder sich gar abzuwenden. Zeigen Sie ihr Zuwendung, ohne es ihr immer recht zu machen. Es geht darum, sie dabei zu unterstützen, sich selbst zu finden.

Vertrauen Sie den Ärzten und Therapeuten
Loslassen heißt auch, die Betroffene in die Hände der Ärzte und Therapeuten zu geben. Vertrauen Sie auf deren professionelle Er-

Bei Zweifeln an der Therapie: Misstrauen Sie nicht den Entscheidungen der Ärzte oder Therapeuten, dies verunsichert auch die Betroffene und mindert die Heilungschancen. Wenn Sie Zweifel bezüglich der Therapie haben, fragen Sie konkret nach.

fahrung. Sehen Sie die Betroffene in guten Händen, wenn sie ihre Therapie beginnt.

Versuchen Sie nicht, die Betroffene selbst zu therapieren. Ihre Fürsorge darf sich auch nicht durch extreme Kontrolle ausdrücken. Zwingen Sie sie beispielsweise nicht, am Familientisch mit zu essen. Oder folgen Sie ihr nicht ins Bad, wenn Sie das Gefühl haben, sie will sich erbrechen. Stöbern Sie nicht in ihrem Zimmer und kontrollieren Sie nicht das Handy. Wenn die Betroffene dies merkt, entwickeln sich Streitereien und Machtkämpfe, die ihr nicht weiterhelfen. Sie bekommt das Gefühl, Sie wollten ihr eher schaden als helfen.

Auch wenn es nicht einfach ist: Bewahren Sie Ruhe und Geduld. Der Arzt oder Therapeut wird Sie dabei unterstützen, das Miteinander zu Hause neu zu organisieren (mehr dazu ab S. 127). Versuchen Sie, entspannt mit der Situation umzugehen, und seien Sie zuversichtlich.

→ **Nutzen entdecken**

Loslassen und Vertrauen sind wichtig, damit Sie Ihr eigenes Leben wiederfinden und die Betroffene die Essstörung mithilfe der Ärzte und Therapeuten überwinden kann. Sehen Sie die Zeit der Therapie als Möglichkeit, für die Zukunft einen neuen, offenen Umgang miteinander zu finden.

Die Betroffene stärken

Für die Betroffene ist es vielleicht das erste Mal, dass ihr von einem Arzt oder Therapeuten gesagt wurde, dass sie an einer Essstörung leidet. Dies wirft auch sie mit großer Wahrscheinlichkeit aus der Bahn, da Betroffene ihr Verhalten ja zunächst nicht als „krank" sehen. Häufig halten sie die Diagnose daher für falsch. Es kann sein, dass die Betroffene mit Ihnen diskutiert, dass es nicht sein kann und dass sie gar keine Essstörung hat.

Für Sie ist dies wahrscheinlich sehr schwer zu verstehen. Sie fühlen sich machtlos. Geben Sie der Betroffenen etwas Zeit, damit fertig zu werden. Suchen Sie jedoch immer wieder das Gespräch. Denn der Weg aus der Essstörung ist stark davon abhängig, ob die Betroffene ihre Krankheit akzeptiert oder nicht. Wenn Sie ihr dabei von Beginn an zur Seite stehen, kann dies den Heilungsverlauf unterstützen. Machen Sie ihr in aller Ruhe deutlich, dass Sie gemeinsam mit ihr gegen die Krankheit an einem Strang ziehen. Klären Sie, was die Betroffene von Ihnen erwartet und was Sie tun können, um ihr zu helfen. Betonen Sie aber auch, dass es vor allem in ihrer Hand liegt, ob die Therapie gut läuft oder nicht.

Was können Sie tun?
Jeder Mensch hat andere Bedürfnisse und Gefühle. Daher hilft nicht jedem Erkrankten das Gleiche. Wie jeder Einzelne mit dem Betroffenen umgehen kann, hängt unter anderem davon ab, welche Beziehung er zu ihm hat. Eine Mutter hat beispielsweise zur Tochter ein anderes Verhältnis als der Vater. Der Sohn spricht mit dem Vater anders als mit der Mutter. Nochmals anders ist es in einer Partnerschaft. Daneben spielen auch das Alter und die familiären Strukturen eine Rolle.

Bei Kindern und Jugendlichen, die zur Schule gehen und noch zu Hause leben, ist es wichtig, dass jemand für sie da ist. Eltern sollten sich darüber einig sein, wie sie mit dem Kind umgehen.

Eltern sollten zusammenhalten
Ziehen Sie als Eltern an einem Strang! Schuldzuweisungen oder Vorwürfe helfen nicht weiter. Ist das schwierig, kann eine gemeinsame Beratung sinnvoll sein. Auch

Essstörungen verstehen

Die Betroffene unterstützen – nicht die Krankheit! Vielleicht konnte die Betroffene Sie in der Vergangenheit dazu bringen, ihr Verhalten mitzutragen und sie dabei zu unterstützen. Wie kann das aussehen? Vielleicht bittet sie Sie, bestimmte Lebensmittel zu kaufen oder in Zukunft nur noch ein Mittagessen einzuplanen und auf das Abendessen zu verzichten. Oder sie braucht Geld, um das Fitnessstudio zu bezahlen. Wenn Sie bislang auf solche Wünsche eingegangen sind, sollten Sie damit aufhören. Denn mit solch einem Verhalten tragen Sie nur dazu bei, die Krankheit aufrechtzuhalten. Lassen Sie sich dazu nicht überreden, werden Sie nicht Teil der Essstörung.

wenn Sie als Eltern getrennt leben, das Kind jedoch zu Ihnen beiden Kontakt hat, sollten Sie nach Möglichkeit gemeinsam den Weg mit Ihrem Kind gehen. Kommen neue Partner hinzu, sollten auch diese einbezogen werden. Erzählen Sie der Betroffenen auch, wenn Sie selbst eine Beratung oder eine andere professionelle Hilfe nutzen.

Bei älteren Betroffenen, die sich vom Elternhaus bereits gelöst haben und nicht mehr zu Hause wohnen, kann die Rolle der Familie eine andere sein. Hier sind es vielleicht Freunde oder WG-Mitbewohner, die Einfluss nehmen. Sprechen Sie als Elternteil gegebenenfalls mit dem Partner oder Freund, jedoch nicht hinter dem Rücken der Betroffenen.

Verlieren Sie die Geschwister nicht aus den Augen
Die Erkrankung eines Ihrer Kinder beansprucht Sie als Eltern in der Regel sehr. Sie verbringen nun unter Umständen viel Zeit mit diesem Kind und sind auch gedanklich sehr gefangen. Beispielsweise sind Sie damit beschäftigt, den Tagesablauf neu zu planen und erste Beratungs- oder Behandlungstermine zu koordinieren. Vielleicht begleiten Sie die Betroffene später auch zur Therapie. Das kann ungewollt dazu führen, dass andere Geschwisterkinder in den Hintergrund rücken. Versuchen Sie von Beginn an, die Bedürfnisse der Geschwister nicht zu vergessen. Denn auch für sie ist die Essstörung eine große Belastung. Sprechen Sie mit dem Bruder oder der Schwester immer wieder offen über die Erkrankung. Erklären Sie, was mit der Betroffenen los ist. Beachten Sie die Gefühle der Geschwister und schenken Sie ihnen Aufmerksamkeit und Zeit.

Behalten Sie auch den Umgang der Geschwister untereinander im Blick. Oftmals ist es der Bruder oder die Schwester, die als Erstes von den Problemen der Betroffenen wusste. Sie sind im Zwiespalt, da sie sich auf der einen Seite Sorgen machen, auf der anderen Seite wollen sie nicht mit Ihnen darüber sprechen und die Betroffene „verraten". Die Angst um die Erkrankte wächst und sie stellen ihre eigenen Bedürfnisse zurück.

→ **Die Angst vor Gefühlen nehmen**
Es ist durchaus möglich, dass der Bruder oder die Schwester Wut und Zorn entwickelt, wenn sich alles nur noch um die Betroffene dreht. Ihr Kind möchte Sie jedoch nicht auch noch mit seinen Problemen belasten und versucht vielleicht, alleine damit fertig zu werden. Wenn Sie feststellen, dass das Geschwisterkind mit der Situation nicht klarkommt, hilft ein offenes Gespräch, einander besser zu verstehen.

Was können Geschwister tun?
Kinder und Jugendliche sind von der Erkrankung ihrer Schwester oder ihres Bruders ebenso betroffen. Auch ihr Leben ändert sich mit dem Tag der Diagnose. Der Alltag und das Zusammenleben mit der erkrankten Schwester sind für sie nicht immer einfach. Geschwister sollten der Betroffenen deutlich machen, wie sehr sie sie unterstützen möchten und dass ihnen alles daran liegt, dass sie wieder gesund wird. Das heißt nicht, sich voll und ganz vereinnahmen zu lassen. Geschwister sollten sich

nicht aus ihrem „eigenen" Leben zurückziehen, sondern weiterhin den Kontakt zu ihren Freunden halten und ihren Hobbys nachgehen.

Es hilft, wenn Geschwister als Gesprächspartner für die Betroffene zur Verfügung stehen und sie motivieren, in der Familie offen über ihre Probleme zu sprechen. Sie dürfen aber nicht in die Rolle von Geheimnisträgern rutschen. Wenn Geschwister mit den Eltern über die erkrankte Schwester reden möchten, sollten sie dies der Betroffenen gegenüber offen ansprechen.

Geschwister sollten ihr Essverhalten beibehalten und es auch nicht gegenüber der betroffenen Schwester thematisieren oder sogar einschränken. Sie sollten sich auch nicht von der erkrankten Schwester das Essen zubereiten lassen, wenn diese selbst nicht mitisst.

Auch wenn sie wissen, dass die erkrankte Schwester dringend die Hilfe der Eltern benötigt, sollten Geschwister die eigenen Bedürfnisse und Gefühle nicht verstecken. Gedanken wie „Meine Schwester ist schuld daran, dass ich keine Unterstützung mehr von meinem Vater bei den Hausaufgaben bekomme" oder sogar „Ich glaube, ich bin in unserer Familie unerwünscht" sind verständlich. Wenn Geschwister den Eindruck haben, die Eltern hätten kaum noch Zeit für sie, sollten sie die Aufmerksamkeit aktiv einfordern und dieses Problem direkt ansprechen. Wenn die Belastung im Alltag mit der erkrankten Schwester zu groß wird, können auch sie sich an eine Beratungsstelle wenden (siehe S. 38).

Was können Freunde tun?
Gerade bei Heranwachsenden in der Pubertät sind Freunde ein wichtiger Bezugspunkt. Wenn jemand aus dem Freundeskreis eine Essstörung hat, sind sie – verständlicherweise – häufig hilflos und wissen nicht, wie sie mit der Situation umgehen sollen. Sie können vielleicht nicht verstehen, warum sich die Betroffene zurückzieht, den Kontakt einschränkt und Verabredungen absagt. „Sie war doch früher immer dabei?"

→ **Den Kontakt halten**

Betroffene finden Ausreden, warum sie sich nicht treffen möchten. Dies ist charakteristisch für Menschen mit Essstörungen und sollte nicht falsch verstanden werden. Freunde sollten daher versuchen, den Kontakt zu halten und die Betroffene auch während der Therapie zu unterstützen. Auch bei einem längeren Klinikaufenthalt ist es wichtig, die Freundschaft zu pflegen. Es ist gut, wenn die Betroffene weiß, dass sie nach der Entlassung wieder dabei sein kann.

Während eines Treffens sollte sich das Gespräch nicht ums Essen drehen, ebenso nicht um Figur oder Körpergewicht. Besser sind gemeinsame Aktivitäten, beispielsweise ein Kinobesuch.

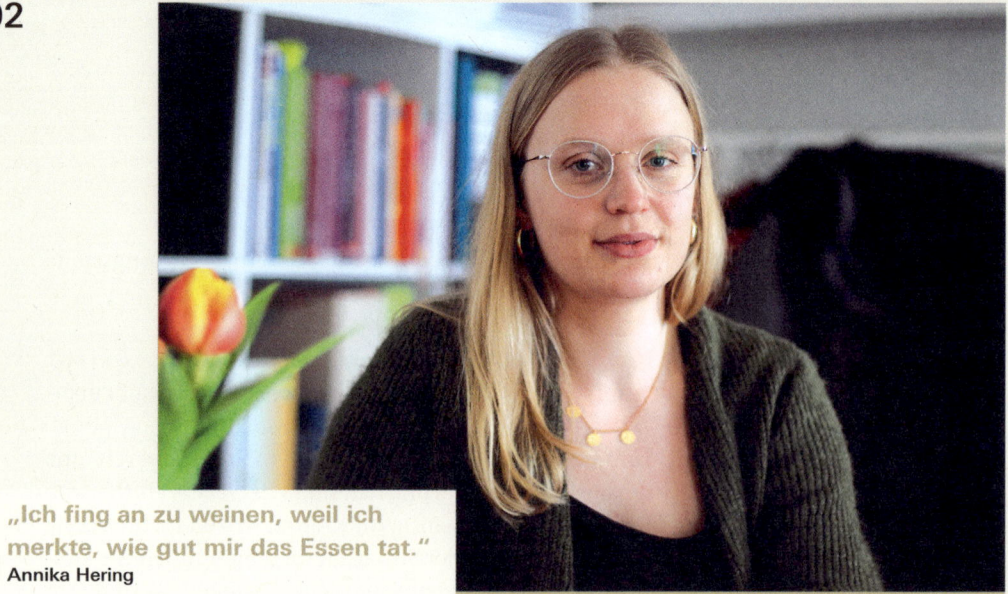

„Ich fing an zu weinen, weil ich merkte, wie gut mir das Essen tat."
Annika Hering

Die Krankheit kam einfach so

Die Geschichte von Annika Hering

Für Annika Hering zerbricht Ende 2011 ihre gewohnte Welt. Der Großvater stirbt, ihre Eltern trennen sich und ihre ältere Schwester zieht aus. „Als Person bin ich damals in den Hintergrund gerückt, da so vieles andere wichtig war." Für ihre Mutter wird sie zu einer wichtigen Gesprächspartnerin. „Mit 16 Jahren hat mich das völlig überfordert." Annika beginnt, immer weniger zu essen. „Ich war nie unzufrieden mit meinem Körper, hatte auch nie den Wunsch, an Gewicht zu verlieren. Die Essstörung kam einfach so."

Annika verliert immer weiter an Gewicht. Ihre Mutter geht mit ihr zu verschiedenen Ärzten, um organische Ursachen auszuschließen. „Ich habe zu diesem Zeitpunkt schon nicht mehr mit offenen Karten gespielt. Ich wusste genau, was los war." Annika weiß auch: „Für meine Mutter war es damals schwierig, mir die Unterstützung zukommen zu lassen, die ich in diesem Moment gebraucht hätte." Sie betont: „Zusätzlich zu allen anderen Sorgen kam bei ihr die Angst um mein Leben dazu." Sie ist sich zudem bewusst, dass es für Betroffene nicht einfach ist, zu wissen, dass sie belogen werden. „Das Verhalten lässt sich besser einordnen, wenn man weiß, dass dies Ausdruck der Erkrankung ist." Zu dieser Zeit wird auch der Sport zunehmend wichtiger. Den 15 km weiten Schulweg fährt sie mit dem Fahrrad, manchmal auch in der Mittagspause, ungeachtet der Jahreszeit und des Wetters.

Die Kontrolle behalten

Im Frühjahr 2012 fuhr Annika mit der Familie des damaligen Freundes in den Urlaub. „Das Allinclusive-Angebot hat mich total überfordert. Ich habe versucht, das Büffet zu meiden und fand immer wieder neue Ausreden." Der Vater der Familie sucht das

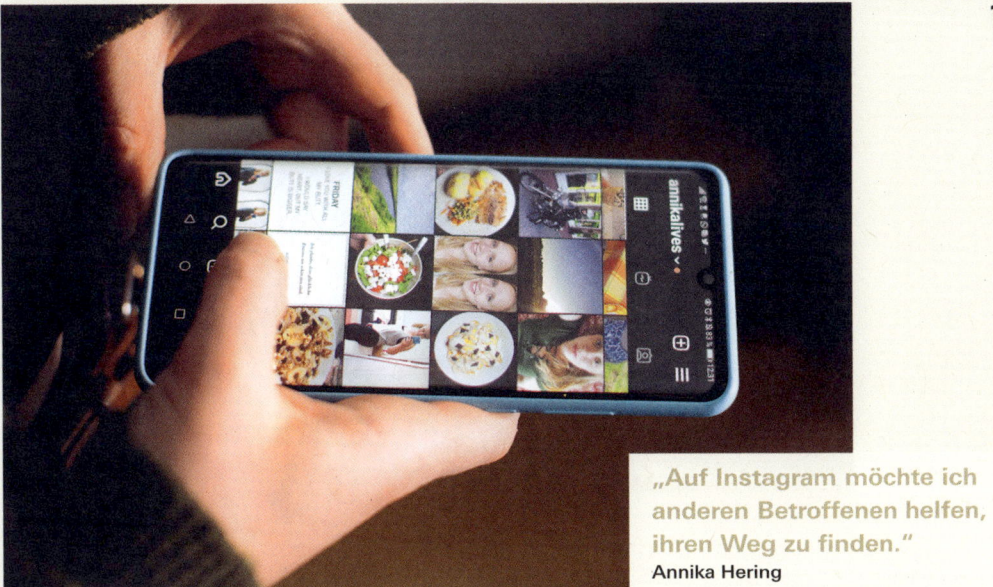

„Auf Instagram möchte ich anderen Betroffenen helfen, ihren Weg zu finden."
Annika Hering

Gespräch mit ihr. Ihm gegenüber spricht Annika zum ersten Mal offen über ihr tatsächliches Gewicht. „Auch wenn er mir damals Druck machte, indem er sagte, dass er mit meiner Mutter redet, wenn ich es nicht selbst tue, bin ich ihm heute sehr dankbar dafür", so Annika. Gleich nach der Rückkehr spricht sie selbst mit ihrer Mutter und erklärt ihr, dass sie bislang nicht ehrlich war, was ihr Gewicht angeht. Da Annikas Zustand mittlerweile sehr schlecht ist, kommt sie kurze Zeit später in ein nahegelegenes Krankenhaus. „Meine Mutter wollte mich in ihrer Nähe haben. Sie hatte nicht die Kraft, loszulassen, weshalb eine weiter entfernte Fachklinik in diesem Moment nicht infrage kam." Sie erzählt weiter: „Da ich selbst nicht ins Krankenhaus wollte, tat ich auch nichts dafür, gesund zu werden." Ihr einziges Ziel ist, die Nasensonde loszuwerden. Dafür ist sie bereit, den Anweisungen der Ärzte zu folgen. Danach arbeitet sie wieder „dagegen". Sie wird aus der Klinik entlassen, da die Ärzte ihr nicht mehr weiterhelfen können. Was sie damals fühlte, weiß sie heute noch: „Wie es mir geht, ist allen egal. Es ist nicht wichtig, wie es mir geht – mir selbst am wenigsten." Annika rät jedem Betroffenen, eine Klinik zu wählen, die auf Essstörungen spezialisiert ist. „Hier soll man sich nicht von den Wartezeiten abschrecken lassen."

Eine Welt nur noch aus Zahlen

Wieder zu Hause, verliert sie wieder an Gewicht. Ihre Mutter ist verzweifelt. Sie hat sich Hilfe bei einer Psychotherapeutin geholt. Regelmäßig geht sie mit ihrer Tochter zur Gewichtskontrolle zum Hausarzt. Er will Annika erneut in die Klinik einweisen, da sie mittlerweile wieder stark untergewichtig ist. Doch ihre Mutter lehnt aufgrund der Erfahrungen eine Behandlung in der gleichen Klinik ab. Später schaltet sich dann ein anderer Arzt ein und setzt ihr Kalorienziele – zunächst 1500 kcal pro Tag. „Ich hatte vorher nie Kalorien gezählt oder Lebensmittel ab-

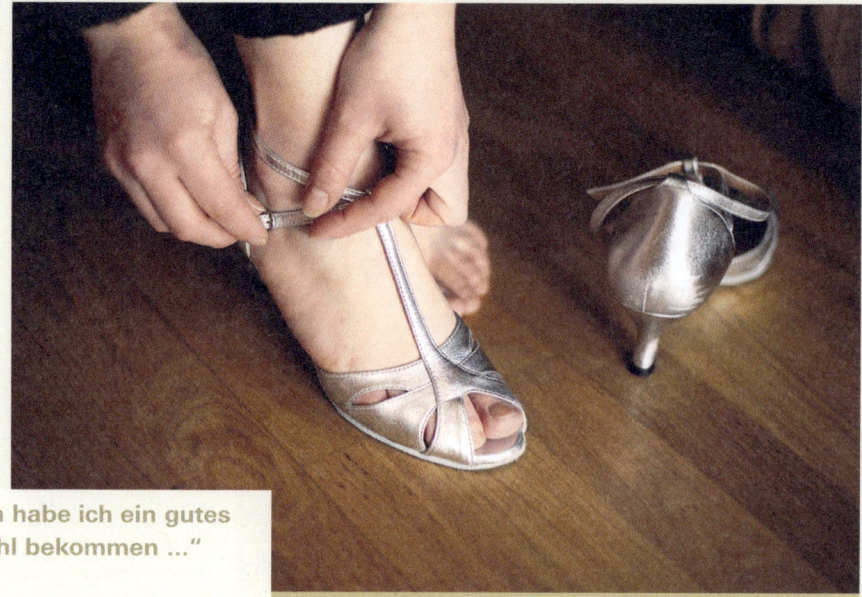

„Mit Tanzen habe ich ein gutes Körpergefühl bekommen …"
Annika Hering

gewogen. Es ging mir nur darum, wenig zu essen." Annika sucht sich möglichst kalorienreiche Lebensmittel, damit die Menge, die sie essen muss, nicht zu groß wird. „Dies ist zu einer Obsession ausgeartet, die ich lange nicht losgeworden bin." Geholfen hat ihr eine Ernährungstherapie. „Hier ging es nicht mehr um Kalorien. Ich habe gelernt, Portionsgrößen einzuschätzen, und dass Essen auch etwas Schönes sein kann."

„Ich will einfach wieder essen"

Annika erinnert sich sehr genau an den Morgen, an dem es bei ihr „Klick gemacht hat", wie sie sagt. „Zu Hause gab es jeden Samstag frische Brötchen. Zur Zeit meiner Erkrankung habe ich mich immer gerne bereit erklärt, zum Bäcker zu gehen, um in Bewegung zu kommen. Doch selbst aß ich nur Joghurt und Apfel." An diesem Tag hat sie das Bedürfnis, ein halbes Brötchen vom Teller ihrer Mutter zu essen. Dem folgte ein weiteres Brötchen. „Ich fing an zu weinen, weil ich merkte, wie gut mir das Essen tat. Das war für mich in diesem Moment eine ganz schlimme Erfahrung", erklärt sie. „Und dann sagte ich: Mama, ich will einfach wieder essen." Seitdem ist sie fest entschlossen: „Ich will, dass es mir wieder besser geht."

Ihr Gewicht geht sehr langsam nach oben. Die körperlichen Beschwerden werden weniger. „Im Kopf ging es mir jedoch noch nicht gut", sagt Annika. „Heute weiß sie, dass es auch nach solchen ‚Klick-Momenten' noch ein langer Weg ist, bei dem Betroffene sehr viel Unterstützung benötigen. Es ist schwierig, da das Verlangen, wieder gesund zu werden, und die psychische Gefangenheit sich gegenüberstehen." Annika entwickelt den Wunsch, nicht extrem dünn, aber schlank zu bleiben. Sie isst nun sehr kontrolliert. Kommentare, wie „Pass auf, dass du nicht zu viel zunimmst", bestärken sie. „Angehörige und Freunde sollten nachdenken, was solche Aussagen bewirken können." Heute kann Annika gut damit umgehen.

Stiftung Warentest | Was bedeutet die Diagnose für Sie?

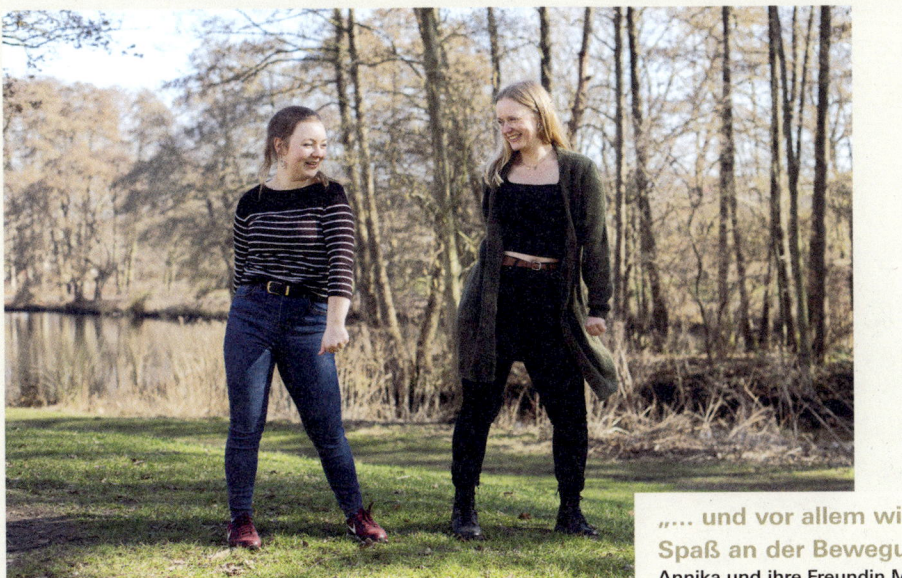

„... und vor allem wieder Spaß an der Bewegung."
Annika und ihre Freundin Myriam

Annika macht ihr Abitur und geht für ein Freiwilliges Soziales Jahr nach Ostfriesland. „Der Abstand von alten Gewohnheiten, sich selbst auszuprobieren und zu Zeiten essen zu können, wie ich es wollte, hat mir sehr viel gebracht." Die Abgrenzung zu ihrer Mutter fällt ihr durch die räumliche Trennung jetzt leichter. Das Verhältnis zu ihr ist weiterhin gut. Sie weiß, dass sich ihre Mutter heute viele Vorwürfe macht. „Sie hätte sich gewünscht, mehr über die Erkrankung informiert zu werden, auch von den Ärzten und Therapeuten", so Annika. „Es ist gut, wenn sich nahe Angehörige psychologische Unterstützung oder Selbsthilfegruppen suchen und dabei auch von Ärzten unterstützt werden. Dies hilft ihnen, mit der Last besser umgehen zu können."

Das Kapitel Essstörung ist vorbei

Heute studiert Annika Oecotrophologie. Ihr Praxissemester hat sie in einer Spezialklinik für Essstörungen gemacht, da sie später in dem Bereich arbeiten möchte. „Ich wollte bewusst ausprobieren, ob es meine Krankheit wieder verstärken könnte, wenn ich mit Betroffenen arbeite. Doch es hat nichts in mir ausgelöst." Von sich selbst sagt sie, dass sie während des Studiums enorme Fortschritte gemacht hat. „Heute fühle ich mich gut. Ich kann auf die Signale meines Körpers und meiner Intuition vertrauen."

Annika unternimmt viel mit ihrer sehr guten Freundin Myriam. Sie gehen häufig essen, probieren Rezepte aus oder bestellen sich Essen, wenn sie zu Hause einen Film schauen. Sie hat Spaß am Tanzen gefunden, am liebsten auf lateinamerikanische Musik. „Damit habe ich ein gutes Körpergefühl bekommen und vor allem wieder Spaß an der Bewegung." Auf Instagram versucht sie, Menschen mit einer Essstörung dabei zu unterstützen, Gefühle zu äußern und ihren eigenen Weg zu finden. Sie sagt von sich selbst: „Ich habe eine viel größere Lebensfreude als vor der Erkrankung."

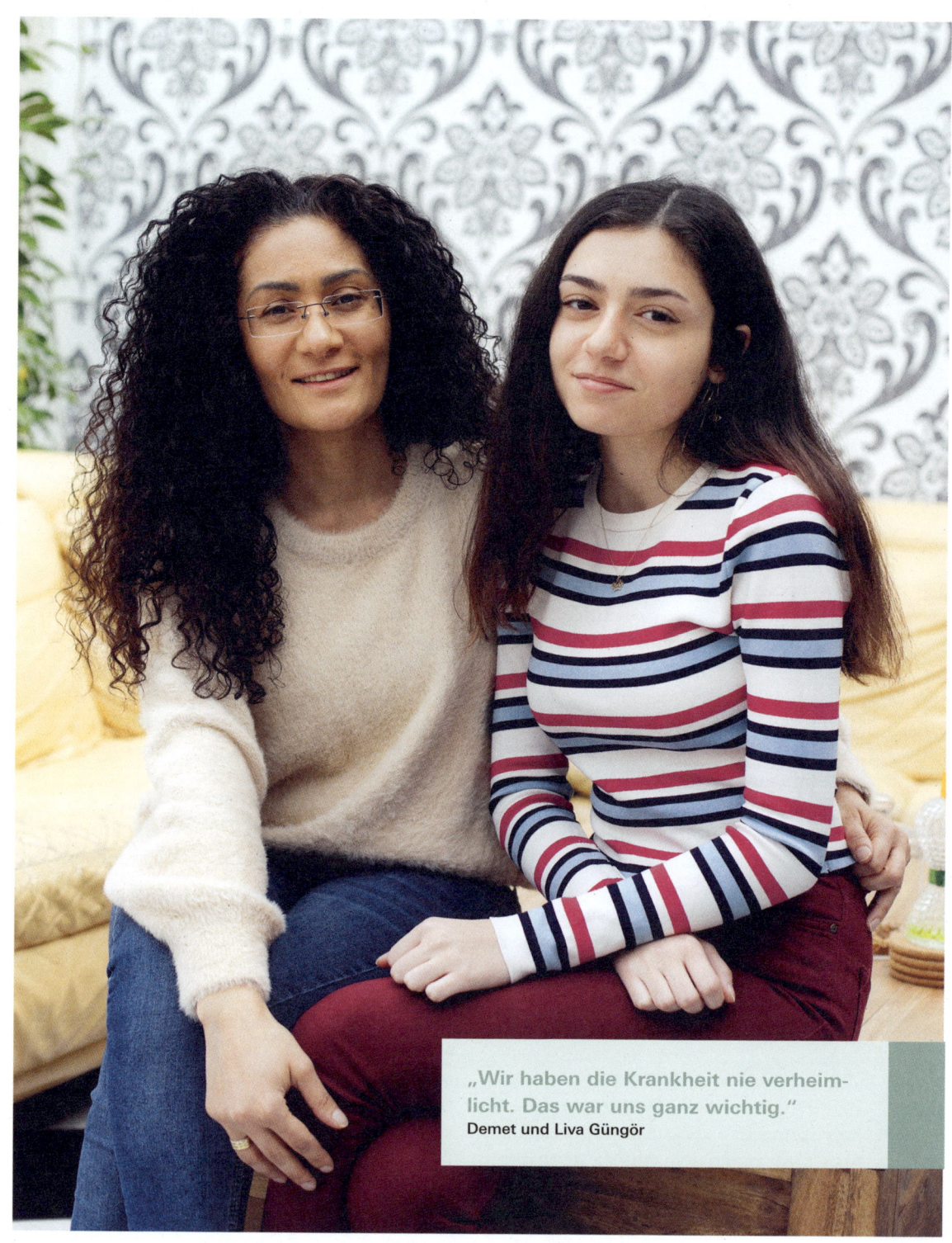

„Wir haben die Krankheit nie verheimlicht. Das war uns ganz wichtig."
Demet und Liva Güngör

Sorgen Sie auch für sich

Die Fürsorge für die Betroffene kostet viel Kraft und Aufmerksamkeit. Es kann sein, dass Sie dabei sich selbst aus dem Blick verlieren. Doch wer dauernd für andere da ist, braucht auch Zeit zum Auftanken.

→ **Bei Angehörigen von Menschen** mit einer Essstörung dreht sich oft monatelang alles nur um die erkrankte Person. Zum üblichen Alltagsstress kommt dadurch eine große zusätzliche Belastung hinzu. Vielleicht haben Sie Ihr Bestes gegeben, um die Betroffene von einer Behandlung zu überzeugen, und es ist gelungen, dass sie sich auf eine Therapie eingelassen hat. Vielleicht gab es auch schon Rückschläge. All dies zu erleben, ist enorm kräftezehrend.

Möglicherweise spüren Sie auch auf einmal so etwas wie Enttäuschung und Traurigkeit. Was haben Sie alles einstecken und aushalten müssen in der letzten Zeit: Zurückweisungen und Aggression durch die Betroffene, ihre Ambivalenz, Konflikte mit anderen Familienmitgliedern oder Enttäuschungen über die Therapie, die vielleicht keinen Fortschritt gebracht hat. Und natürlich leiden Sie, falls Sie mitansehen müssen, wie es der Betroffenen immer schlechter geht. Hinzu kommt die Angst, nicht zu wissen, wie es mit ihr weitergeht, mit der ganzen Familie und Ihnen.

Wenn Sie sich ausgebrannt und erschöpft fühlen, ist das nur zu verstehen. Es ist deshalb an der Zeit, dass Sie den Blick auf sich richten und für sich selbst sorgen. Ruhen Sie sich aus, tanken Sie neue Kraft und sortieren Sie sich neu! Nur wenn Sie selbst gesund bleiben und sich intensiv um

Ihr Wohlergehen kümmern, können Sie der Betroffenen beistehen und den langen Genesungsweg positiv begleiten. Sie können sie weiterhin unterstützen, indem Sie ihr Ihre Anerkennung und Ihr Wohlwollen zeigen, aber letztlich müssen Sie die Verantwortung abgeben. Nur die Betroffene selbst kann zusammen mit ihren Therapeuten die Genesung in Gang bringen. Das ist in jedem Fall langwierig und Sie brauchen viel Geduld.

In diesem Kapitel erhalten Sie Anregungen und Vorschläge, was Sie für sich tun können. Sie finden auch Anstöße, auf andere Bereiche Ihres Lebens zu blicken.

Checkliste

Wo stehen Sie?

Folgende Fragen können Ihnen helfen, sich über Ihre Situation klar zu werden. Seien Sie bei der Beantwortung ehrlich zu sich.

- ☐ Ist die Essstörung zum Mittelpunkt Ihres Lebens geworden?
- ☐ Bestimmt sie Ihr ganzes Familienleben/Ihre Partnerschaft?
- ☐ Haben Sie sich innerhalb der Familie oft Vorwürfe wegen der Essstörung gemacht?
- ☐ Greifen Sie manchmal zu Alkohol, Zigaretten oder Tabletten, um sich zu entspannen?
- ☐ Fühlen Sie sich körperlich angeschlagen vor Sorgen und Stress?
- ☐ Haben Sie ein schlechtes Gewissen, wenn es Ihnen gut geht?
- ☐ Suchen Sie im Internet ausschließlich nach Informationen über Essstörungen oder gibt es andere Themen, die Sie interessieren?
- ☐ Was machen Sie am Wochenende oder an freien Tagen? Das, was Ihnen früher Spaß gemacht hat?
- ☐ Hat die Erkrankung dazu geführt, dass Sie Hobbys aufgegeben haben?
- ☐ Wann haben Sie sich das letzte Mal mit Freunden und Bekannten getroffen oder telefoniert?

Der Akku ist leer

Angehörige von Menschen mit einer Essstörung sind von der Erkrankung stark belastet. Wenn Sie sich ausgelaugt fühlen, ist es höchste Zeit, für sich selbst zu sorgen.

→ **Es ist unfassbar anstrengend,** einem geliebten Menschen mit einer Essstörung beizustehen. Und – offen gesprochen – ist es oft genug auch sehr aufreibend, ihn auszuhalten und zu ertragen. Das bringt jeden irgendwann an seine körperlichen und mentalen Grenzen.

Wenn Angehörige von Betroffenen erschöpft sind und sich permanent überfordern, kann das in einen Teufelskreis führen, der letztlich auch Angehörige krank machen kann. In einer solchen Situation gibt es oft Konflikte und Streit. Menschen, die eigentlich zusammenhalten sollten, weil sie als Partner oder Familie gemeinsam durch eine schwere Zeit gehen, vergeuden dann ihre Energie damit, sich zu streiten. Das Familienleben wird immer schwerer. Lassen Sie es nicht so weit kommen!

Wenden Sie den Blick auf sich

Ein ehrliches Hinsehen auf Ihre Situation ist nötig, damit Sie mit sich ins Reine kommen und auftanken können. Vielleicht hilft es Ihnen, wenn Sie ein paar Tage lang Ihre Gefühle aufschreiben, kreuz und quer, wie sie kommen. Dann sehen Sie sicher schon etwas klarer.

Möglicherweise fühlen Sie sich manchmal mit Ihren Ängsten und Sorgen alleingelassen. Ihr Partner kümmert sich nur noch um das erkrankte Kind beziehungsweise das Familienleben kreist mehr oder weniger nur um die Betroffene. Ihre eigenen Bedürfnisse fallen unter den Tisch. Was Sie auch bemerken, akzeptieren Sie Ihre Gefühle. Sie brauchen sich nicht vor sich selbst zu schämen. Wenn Sie spüren, dass Sie an Ihrer Belastungsgrenze angekommen sind und Anspannung und Sorgen gar nicht mehr nachlassen, müssen Sie die Reißleine ziehen. So kann es nicht mehr weitergehen.

→ **Bestandsaufnahme**

Stellen Sie sich einmal vor einen Spiegel und betrachten Sie sich liebevoll prüfend. Was sehen Sie? Einen Menschen, der müde aussieht und keine Spannkraft mehr hat? Ist sein Blick starr oder leer? Vielleicht ist er etwas ungepflegt, müsste dringend zum Friseur? Nehmen Sie wahr, was Sie spüren oder auch nicht mehr spüren. Vielleicht erleben Sie gerade ein Gefühlschaos.

Essstörungen verstehen

Die individuelle Belastung erkennen und ernst nehmen. Wie belastend die Begleitung eines Menschen mit Essstörung ist, hängt von der Beziehung zur Erkrankten und der eigenen Persönlichkeit ab. Manche kommen halbwegs damit zurecht, viele aber bringt es an den Rand dessen, was sie aushalten können. Familienangehörige und Freunde können eine – oft lang dauernde – Essstörung nur begleiten, wenn sie bewusst auch auf sich selbst Rücksicht nehmen, ihre Kräfte überlegt einsetzen, Grenzen ziehen und sich Auszeiten beziehungsweise Erholungszeiten gönnen.

Akzeptieren Sie Ihre eigenen Grenzen

Es kann Momente geben, in denen Sie darüber nachdenken, wer die größere Last trägt: die Betroffene oder Sie. Um sich aus dem zermürbenden Kreislauf von Sorgen, Pflichten und Überforderung zu befreien, müssen Sie Ihre Grenzen respektieren. Machen Sie sich immer wieder bewusst:

- Sie sind nicht für den Heilungsprozess der Betroffenen verantwortlich.
- Sie können nicht die Aufgaben des Arztes oder Therapeuten übernehmen.
- Sie sind nicht schuld an der aktuellen Situation.
- Sie können der Betroffenen nicht alles abnehmen.
- Sie müssen Ihre Kräfte einteilen, ansonsten sind Sie auch der Betroffenen keine Hilfe.
- Sie können und müssen nicht immer stark sein.
- Sie dürfen auch einmal Nein sagen und auf sich selbst hören.

Für sich zu sorgen, heißt auch, Grenzen zu setzen. Es ist nicht erforderlich, dass Sie jeden Wunsch der Erkrankten oder anderer Personen erfüllen – selbst wenn diese es gewohnt sind, dass Sie immer einspringen, wenn jemand gebraucht wird. Probieren Sie es aus, es klappt auch mit einem „Nein" oder „Nicht jetzt". Ein schlechtes Gewissen müssen Sie nicht haben.

Denken Sie auch daran, dass Sie sich verändern: Die Auseinandersetzung mit der Erkrankung der Betroffenen und ihrer Therapie verändert unweigerlich etwas in Ihnen. Sie schauen plötzlich anders auf sich und Ihr Verhalten. Es ist eine Phase, in der Sie viel über sich lernen können.

Jetzt sind Sie dran

Nach all der Anstrengung, die Sie durchmachen und gemacht haben, ist es wichtig, dass Sie etwas tun, um Ihre Kraftreserven wieder aufzufüllen. Es geht darum, wieder Boden unter den Füße zu gewinnen. Damit

Sie fest im Leben stehen. Es soll und darf Ihnen gut gehen!

Wo können Sie Kraft schöpfen? Gibt es ein Hobby, das Sie wieder aufleben lassen könnten? Es geht dabei nicht darum, dass Sie wieder einmal zum Sport gehen oder sich ein Buch kaufen. „Einmal" und „ein" sind nicht gemeint! Wirklich Kraft schöpfen können Sie dann, wenn Sie Ihrem Hobby wieder regelmäßig nachgehen. Beginnen Sie mit kleinen Schritten, aber streben Sie an, Ihrem Leben dauerhaft eine etwas andere Richtung zu geben. Die Betroffene bleibt wichtig, sollte aber nicht mehr dauernd im Zentrum stehen. Ihr Leben darf sich aus vielen bedeutenden Komponenten zusammensetzen. Dazu sollten natürlich auch solche gehören, die Ihnen Spaß machen!

Überlegen Sie, was Ihnen guttut: Spazieren gehen, kreativ sein, die Schränke durchgucken, Musik hören. Vielleicht haben Sie auch Lust, gegebenenfalls etwas mit dem anderen Kind oder Ihrem Partner zu unternehmen? Auch das ist wahrscheinlich lange Zeit zu kurz gekommen. Achten Sie aber darauf, dass die gewählte Unternehmung nicht nur den anderen, sondern auch Ihnen Spaß macht.

→ **Gute Vorsätze allein reichen nicht aus**

Die alltägliche Routine holt Sie schneller ein, als Sie es bemerken. Deswegen reservieren Sie am Tag oder in der Woche feste Zeiten, die für Sie allein bestimmt sind. Tragen Sie diese in Ihren Kalender ein. Wenn Sie Ihre „Frei-Zeit!" festgelegt haben, können Sie schon im Vorfeld planen und sich zum Beispiel mit einem Freund oder einer Freundin verabreden. Oder Sie lassen alles auf sich zukommen und entscheiden spontan je nach Wetter oder Ihrer Stimmung, was Sie in der Zeit tun wollen, die Sie für sich geblockt haben.

ⓘ Sich bei der Hand nehmen: Es ist nicht verwunderlich, wenn es Ihnen zunächst schwerfällt, sich selbst wieder wichtig zu nehmen. Sie hatten lange Zeit den Kopf und das Herz nicht frei für die schönen Seiten des Lebens. Nun müssen Sie erst wieder lernen, diese wahrzunehmen und daraus Kraft zu schöpfen. Vielleicht neigen Sie ohnehin dazu, für andere ohne Wenn und Aber zu sorgen und sich selbst hinten anzustellen. Versuchen Sie es dennoch, jetzt ganz bewusst auf sich zu schauen und für Ihr Wohlbefinden zu sorgen.

Anhaltender Stress macht krank! Mit verschiedenen Techniken wie dem autogenen Training, der Progressiven Muskelentspannung nach Jacobson oder Tai-Chi können Sie dem Stress begegnen und für sich Freiraum schaffen. Viele Krankenkassen übernehmen für solche Kursangebote die Kosten bzw. beteiligen sich daran. Fragen Sie bei Ihrer Krankenkasse nach einer solchen Möglichkeit.

Lassen Sie sich inspirieren

Bewegung stärkt Körper und Geist und macht gute Laune. Vielleicht gibt es schon eine Sportart, die Sie früher betrieben haben und für die Sie durch die Erkrankung Ihres Kindes keine Zeit mehr hatten – gehen Sie wieder zum Training. Wenn Sie bisher nicht aktiv waren, ist nun ein guter Zeitpunkt, mit Sport zu beginnen. Möglicherweise fällt Ihnen spontan eine Sportart ein, mit der Sie schon länger liebäugeln. Ansonsten ist die Auswahl fast überall groß. Schauen Sie beispielsweise im Internet, welche Sportvereine es bei Ihnen im Ort gibt und welche Sportarten sie anbieten. Hier lohnt es sich, genauer zu schauen, denn es kann durchaus sein, dass ein Judo-Club beispielsweise Yoga anbietet oder ein Schwimmverein Zumba.

Wenn Sie sich nicht sicher sind, ob die Sportart überhaupt zu Ihnen passt, machen Sie ein paar unverbindliche Probestunden und finden Sie es heraus. Dabei können Sie auch feststellen, ob Sie sich im Kreis der Sporttreibenden wohlfühlen. Sollten Sie kein Interesse am Sport in der Gruppe haben, können Sie sich natürlich auch regelmäßig zum Beispiel mit einem Freund zum Joggen verabreden oder alleine inlineskaten.

Auch Musik zu machen, tut der Seele gut. Haben Sie mal darüber nachgedacht, in einem Chor zu singen oder ein Instrument zu spielen? Wenn Sie sich ein wenig in Ihrem Umfeld umschauen, werden Sie wahrscheinlich staunen, wie viele Chöre es gibt: weltliche und geistliche, traditionelle und moderne. Sie haben die Wahl! Die meisten Chöre freuen sich über neue Mitglieder, auch über Anfänger. Vielleicht haben Sie früher ein Instrument gelernt, das Sie aufleben lassen wollen. Schließen Sie sich einer Gruppe an oder nehmen Sie wieder Unterricht. Es ist übrigens nie zu spät: Auch Erwachsene können noch mit einem Instrument beginnen. Neben Musikschulen bieten auch manche Musikvereine und Laienorchester Unterricht an. Für viele Instrumente finden Sie außerdem gute Lernvideos im Internet. Sie sehen, manchmal braucht es nur etwas Inspiration, bleiben Sie offen für Ideen.

→ **Eine Erleichterung für die Betroffene**

Es wird auch für Ihre Tochter gut sein, wenn Sie etwas für sich tun. Denn wahrscheinlich leidet sie darunter, dass ihre Erkrankung Ihnen und der ganzen Familie so viele Probleme bereitet. Daher ist es eine Erleichterung für sie, wenn sie bemerkt, dass Sie für Ihr Wohlbefinden aktiv werden. Möglicherweise entspannt es auch Ihr Verhältnis zueinander, wenn Sie eigenen Dingen nachgehen und die Betroffene sich weniger kontrolliert fühlt.

Sich selbst loben

Es ist keine neue Erkenntnis, dass Menschen einander eher kritisieren als loben. Auch Sie erhalten wahrscheinlich viel zu selten Anerkennung – obwohl Sie in dieser Situation so viel leisten und geleistet haben. Nehmen Sie es deswegen selbst in die Hand und loben und belohnen Sie sich ab und zu.

Sie dürfen beispielsweise stolz darauf sein, wenn Sie sich der Herausforderung einer Familientherapie zum Wohle Ihres Kindes und der ganzen Familie stellen. Solche Sitzungen können anstrengend und aufwühlend sein. Nach so einem Termin könnten Sie zum Beispiel auf dem Rückweg irgendwo ein paar Blumen für zu Hause kaufen. Oder Sie machen es sich zur Gewohnheit, dass Sie es sich danach immer mit einer Tasse Tee und einer Decke auf dem Sofa bequem machen, um zu lesen oder Musik zu hören. Die Belohnung muss nichts Großes sein, aber sie muss spürbar sein.

Belohnen Sie sich auch, wenn Sie eine Situation gut geschafft haben, die Ihnen im Vorfeld Sorge oder sogar Angst bereitet hat, zum Beispiel wenn die Betroffene zur Alltagserprobung ein Wochenende zu Hause war. Vielleicht fällt Ihnen noch mehr ein, wofür Sie sich mal loben und belohnen sollten.

> **Essstörungen verstehen**
>
> **Alles spricht dafür, sich etwas Gutes zu tun.** Wenn Sie Widerstände in sich spüren, für sich selbst gut zu sorgen, so überlegen Sie einmal umgekehrt, was passiert, wenn Sie es nicht tun. Wie geht es Ihrer Familie, wenn Sie ausgebrannt und krank sind? Wie können Sie gegebenenfalls Ihren anderen Kindern dann gerecht werden? Wie können Sie der Betroffenen dann noch beistehen? Wie wollen Sie dann noch die Geduld aufbringen, die für den langen Genesungsweg nötig ist? Wenn Sie Ihre eigenen Bedürfnisse permanent verleugnen oder unterdrücken, schadet das letztlich allen.

Für Entlastung sorgen

Möglicherweise fällt Ihnen gar nichts ein, was Sie für sich tun können, was Ihnen Freude machen würde, was Ihnen guttäte. Spüren Sie nur Leere und schlechte Stimmung? Dann sind Sie vielleicht einfach zu erschöpft, um aktiv zu werden. Möglicherweise würde es Ihnen helfen, wenn Sie im Alltag Entlastung hätten. Gibt es Arbeiten oder Aufgaben, die Sie dauerhaft abgeben können? Könnte eine Putzhilfe, ein Nachhilfelehrer, ein Kinderbetreuer oder jemand, der die Kinder nachmittags zu einem Termin fährt, Ihnen Last abnehmen? Kann ein Freund oder können Großeltern verbindlich einmal in der Woche einspringen? Ist dies nicht möglich, denken Sie darüber nach, wer Sie stattdessen entlasten könnte.

→ **Nehmen Sie Hilfe an!**
Erweitern Sie Ihr persönliches Netzwerk. Lassen Sie sich von Freunden und Verwandten helfen, auch wenn Sie eigentlich lieber alles allein machen würden. Hilfe anzunehmen ist kein Zeichen von Versagen, im Gegenteil: Es zeigt Verantwortungsbewusstsein – für sich und andere!

Welche Aufgaben können Sie abgeben?

Überlegen Sie sich ganz konkret, welche Aufgaben Sie regelmäßig zu bewältigen haben und welche davon eventuell jemand anders übernehmen könnte. Hier beispielhaft eine Liste anfallender Aufgaben:

- Kind vom Kindergarten abholen
- Kinder zum Sport/zur Musikschule fahren
- Kinder zu Kindergeburtstagen bringen und von dort abholen
- Betroffene zur Therapie bringen
- Meerschweinchenstall reinigen
- Für Großeltern einkaufen gehen
- Wocheneinkauf erledigen
- Mit dem Hund rausgehen

Wenn Sie berufstätig sind, können Sie überlegen, Ihre Arbeitszeit – eventuell auch nur vorübergehend – zu reduzieren oder flexibler zu gestalten. In der Regel helfen offene Gespräche mit dem Arbeitgeber, um eine passende Lösung zu finden. Doch hier ist Augenmaß gefragt. Einerseits ist manchen Eltern das berufliche Vorankommen vielleicht nicht mehr so wichtig wie vor der Erkrankung ihres Kindes. Andererseits empfinden viele Menschen auch Bestätigung und Erfüllung bei der Arbeit. Sie schöpfen daraus Freude – und darauf sollten sie in diesen belastenden Zeiten nicht verzichten. Auch finanzielle Gründe könnten dagegensprechen, beruflich kürzer zu treten.

Haben Sie keine Scheu, auch über solche Themen mit dem Therapeutenteam der Betroffenen zu sprechen. Möglicherweise denken Sie, Ihre berufliche Situation wäre Ihr eigenes Problem und hätte in den Gesprächen, in denen es um Ihr erkranktes Kind geht, nichts zu suchen. Doch die Therapeuten sehen das ganze Bild. Es geht darum, herauszufinden, welche Lösung für die Familie gut sein könnte. Wägen Sie gemeinsam das Für und Wider ab.

Holen Sie sich professionellen Rat
Wenn Sie sich keine Hilfe organisieren können, weil niemand da ist, der Sie unterstützen kann, weil Sie auch dazu einfach zu erschöpft sind oder weil es finanziell nicht geht, sollten Sie sich Rat holen. Sprechen Sie mit Ihrem Hausarzt, mit einem Therapeuten oder mit einer Institution der Wohlfahrtspflege (zum Beispiel Caritas, Diakonie, Arbeiterwohlfahrt). Möglicherweise gibt es in Ihrem Umfeld ein Netzwerk, das in solchen Fällen einspringt, oder es lässt sich vorübergehend eine Haushaltsunterstützung durch die Krankenkasse organisieren.

Falls Sie spüren, dass Ihre eigene (psychische) Gesundheit unter der Situation zunehmend leidet, ist es wichtig, dass Sie rechtzeitig entscheiden, professionelle Hilfe für sich selbst zu holen. Mehr dazu auf S. 120.

Treffpunkt Selbsthilfe

Sie sind nicht allein, auch wenn es Ihnen manchmal so vorkommt. Es gibt Menschen, die Sie verstehen, weil sie Ähnliches erlebt haben.

Vermutlich ist in Ihrem Verwandten- und Bekanntenkreis niemand, dessen Kind oder Partner an einer Essstörung erkrankt ist. Die meisten Menschen waren noch nie näher mit dieser Erkrankung konfrontiert. Sie wissen nicht, wie sich Erkrankte verhalten, welche Strategien sie entwickeln, um unbemerkt zu bleiben, oder wie herausfordernd und verletzend sie sein können, um die Essstörung zu verteidigen. Auch haben sie keine Vorstellung davon, wie schwer es ist, eine Betroffene davon zu überzeugen, sich Hilfe zu holen und wie viel Kraft Sie das kostet.

Innerhalb der Familie ist es irgendwann kaum mehr möglich, einander aufzurichten. Man möchte sich das Leben nicht gegenseitig noch schwerer machen oder man dreht sich in den Gesprächen sowieso schon im Kreis. Dabei täte es so gut, wenn jemand zuhört und mitfühlt und auch mal einfach einen kleinen Tipp hat.

Essstörungen verstehen

Manchmal fehlt es einfach an Wissen. Seien Sie ehrlich – was wussten Sie über Essstörungen, bevor Sie gezwungen waren, sich damit auseinanderzusetzen? Leider ist das Wissen in der Bevölkerung darüber einfach gering. Wie auch bei anderen psychischen Krankheiten halten sich Vorurteile und Gerüchte oft hartnäckig.

Mit Vorurteilen umgehen

Leider kann die Hoffnung auf Verständnis und ein offenes Ohr aus Ihrem engen Umfeld auch manchmal enttäuscht werden. Viele Menschen haben keine Vorstellung davon, was eine Essstörung ist. Sie haben nie davon gehört, dass es sich um eine „echte" Krankheit handelt. Fehlendes Wissen, dafür aber ein paar Vorurteile – das ist meist die Basis, auf der Nachbarn, Freunde oder Verwandte „guten Rat" geben oder Schuldzuweisungen aussprechen. „Gib dir mal mehr Mühe beim Kochen, dann wird sie schon essen." „Das habt ihr davon, wenn ihr immer ..." „Hättet ihr mal ..." Für Sie, die Sie selbst schon mehr als genug Vorwürfe machen, ist das kaum zu ertragen. Sie sind gerade mühsam dabei, die Essstörung als Krankheit mit vielen Ursachen zu akzeptieren und Ihre Schuldgefühle zu überwinden. Und dann solche Kommentare! Das hilft in der Tat niemandem.

Es gibt mindestens zwei Möglichkeiten, mit unpassenden Tipps und Kommentaren umzugehen:

1. den Gesprächspartner eines Besseren belehren, das heißt, ihn über Essstörungen informieren oder
2. das Gerede nicht an sich heranlassen.

Bei Menschen, die Ihnen oder der Betroffenen etwas bedeuten, sollten Sie das Gespräch suchen und die Lage kurz erläutern. Es ist allerdings zu viel verlangt, dass Sie in Ihrer Situation Aufklärungsarbeit in Sachen Essstörungen leisten. Es reicht, zum Beispiel zu sagen:

- „Magersucht ist eine schwere Krankheit. Du weißt wahrscheinlich noch nicht viel darüber. Mach dich mal im Internet schlau, dann sprechen wir noch mal."
- „Deine Vorwürfe sind unfair. Wir sind nicht daran schuld. Eine Bulimie ist eine psychische Erkrankung. Die verschwindet nicht wieder, wenn Eltern nur ordentlich streng sind. Wenn dir dein Enkelkind wichtig ist, dann informiere dich über die Erkrankung."
- „Ich würde mir gern Rat und Hilfe bei dir holen. Aber ich habe den Eindruck, dass du nicht viel über Essstörungen weißt. Es sind ernste Erkrankungen. Lies doch bitte diese Broschüre. Dann lass uns noch mal sprechen. Es würde mir sogar guttun, mit dir darüber zu reden."

Stehen Ihnen die Menschen nicht nahe oder erscheinen sie Ihnen unsensibel und unbelehrbar, versuchen Sie, das Gerede an sich abprallen zu lassen, damit es Sie nicht verletzt. Möglicherweise kommen die Betreffenden irgendwann selbst auf die Idee, sich sachlich zu informieren, und sprechen Sie erneut an. Wenn nicht, sollten Sie sich von diesen Personen distanzieren oder sie zumindest in der nächsten Zeit meiden. Halten Sie stattdessen nach Menschen Ausschau, die Sie verstehen und unterstützen. Das kann auch bedeuten, neue Bekanntschaften zu machen, etwa mit anderen Angehörigen von Menschen mit einer Essstörung.

Vom Erfahrungsaustausch profitieren

Es gibt Menschen, die Ähnliches durchgemacht haben wie Sie, weil es auch in ihrer Familie jemanden mit einer Essstörung gibt. Der Austausch mit solchen Menschen kann enorm entlastend und bereichernd sein. Aus diesem Grund gibt es an vielen Kliniken für Essstörungen regelmäßig Angehörigen-Gesprächsrunden. Darüber hinaus haben sich Angehörige an vielen Orten in Selbsthilfegruppen organisiert und diese zum Teil an eine Beratungsstelle angebunden. Manche treffen sich regelmäßig persönlich, andere nur virtuell.

Viele Angehörige berichten, dass sie aus dem Austausch in solchen Gesprächsrunden enorm viel Kraft schöpfen. In der Gemeinschaft werden große Probleme ein wenig kleiner. Es geht darum, sich auszutauschen, Last abzuwerfen, Erfahrungen zu teilen und sich über Sachthemen zu informieren.

→ **Was geschieht beim Treffen?**

In der Klinik leitet häufig ein Therapeut die Gesprächsrunde, in freien Gruppen ist es meist ein Gruppenmitglied mit viel Erfahrung. Entweder steht ein bestimmtes Thema auf dem Programm, zu dem sich die Gruppenmitglieder austauschen. Oder jemand gibt ein Problem in die Gruppe, mit dem er sich aktuell auseinandersetzt und das er mit der Gruppe besprechen möchte. Vielleicht braucht er einfach einmal unvoreingenommene Zuhörer und Ratgeber.

Was die Mitglieder solcher Selbsthilfegruppen verbindet, ist die Sorge um einen an einer Essstörung erkrankten Menschen und die Erfahrungen, die sie mit ihm und seiner Krankheit gemacht haben. Ohne Vorbehalte erzählen zu dürfen, was man erlebt und gefühlt hat, ist für die meisten sehr befreiend. Hier braucht sich niemand zu schämen, auch einmal seine negativen Gefühle gegenüber der Betroffenen auszusprechen: den Zorn über ihre fehlende Krankheitseinsicht und die Wut darüber, immer wieder hintergangen, vertröstet und angelogen zu werden. Die Gruppe kennt diese Gefühle.

> **Eine Selbsthilfegruppe kostet keine Teilnehmergebühr.** Wo es solche Gruppen gibt, erfahren Sie von den Therapeuten der Betroffenen, bei Beratungsstellen und Ambulanzen für Essstörungen. Sie finden sie auch im Internet. Schauen Sie beispielsweise unter www.bundesfachverbandessstoerungen.de, www.bzga-essstoerungen.de oder auch www.nakos.de.

Wie eine Selbsthilfegruppe funktioniert

Selbsthilfegruppen können einen großen positiven Effekt haben. Sie bieten ihren Mitgliedern folgende Vorteile:

- **Voneinander lernen.** Es ist eine normale und kluge menschliche Verhaltensweise, dass man sich bei einem Problem daran orientiert, wie andere es lösen. Dies klappt auch in einer Selbsthilfegruppe. Sie können erfahren, wie andere mit bestimmten Situationen im Zusammenhang mit einer Essstörung umgehen, und daraus Ihren eigenen Weg entwickeln.
- **Last abwerfen.** Eltern oder Partner von Erkrankten wollen über viele Gefühle, Ängste und Sorgen im Zusammenhang mit der Essstörung nicht mit anderen Familienmitgliedern oder Freunden sprechen. So sind sie oft allein in ihrer Not. Wenn es Ihnen auch so geht, können Sie in der Selbsthilfegruppe Verständnis erfahren, wenn Sie Ihr Herz ausschütten.
- **Neue Perspektiven.** Manchmal ist man festgefahren in dem, was man für machbar hält oder sich zutraut. Gedanken kommen auf wie „Das funktioniert doch nicht" oder „Das kann ich nicht". In der Selbsthilfegruppe können Sie erfahren, dass andere eine Situation ganz anders bewerten und manchmal gar keine oder andere Schwierigkeiten sehen. Das eröffnet neue Sichtweisen und Handlungsspielräume.
- **Kompetenz spüren.** Auch Sie selbst können die anderen Teilnehmer mit Ihren Erfahrungen und Ihrer Sichtweise bereichern. Es macht stolz, wenn andere das eigene Handeln wertschätzen.
- **Wissen teilen.** Die Teilnehmer verfügen gemeinsam über ein umfangreiches Wissen, das sie miteinander teilen. Jeder hat auf seine Weise Informationen gesammelt und sich in das Thema Essstörung eingearbeitet – im Internet, in Büchern oder in Gesprächen. Dieses erfahrene Wissen kann auch Ihnen weiterhelfen.

Nutzen Sie also die Möglichkeit, sich in einer Selbsthilfegruppe auszutauschen. Erzählen Sie in der Gruppe auch, was Sie in Ihrem Alltag ändern möchten, damit Sie mehr Lebensfreude entwickeln können. Sicherlich haben sich die anderen ähnliche Gedanken gemacht, wie sie wieder Boden unter den Füßen gewinnen können. So können Sie sich gegenseitig unterstützen.

Gemeinsam gewappnet sein

Ein lohnendes Gesprächsthema für die Selbsthilfegruppe ist beispielsweise die Frage, wie man am besten mit den bereits beschriebenen möglichen Reaktionen aus dem Bekanntenkreis auf die Essstörung umgeht. Welche Erfahrungen haben die anderen damit gemacht? Wie haben sie auf unpassende Kommentare und Tipps reagiert? Hier kann man voneinander lernen und sicher auch über die eine oder andere unmögliche Situation gemeinsam lachen. Es wird Sie stärken!

Vielleicht sind manche Kinder anderer Gruppenmitglieder schon etwas weiter im Genesungsprozess, als Ihr Kind es ist. Profitieren Sie von den Erfahrungen anderer, beispielsweise bei der Rückkehr in die Schule, die Ausbildung oder den Beruf. Erfahren Sie, worauf es ankommt und worauf zu achten ist, wenn bei Ihrem Kind der nächste Schritt ansteht.

→ **Probieren Sie es zumindest aus!**

Wenn Sie zunächst Vorbehalte haben, einer Selbsthilfegruppe für Angehörige beizutreten, ist das verständlich. Denn Sie wissen ja nicht, mit welchen Leuten Sie dort zusammen sein werden und ob Ihnen der Austausch etwas bringt. Ein Versuch ist es allemal wert. Gehen Sie lieber dreimal als einmal hin, ehe Sie sich endgültig entscheiden, denn zunächst muss etwas Vertrautheit wachsen, bevor Sie sich wohlfühlen können.

Ihre eigenen Baustellen angehen

Es kann sein, dass die Essstörung Ihres Kindes nicht das einzige Thema in Ihrem Leben ist, das Sie belastet. Nehmen Sie auch Ihre eigenen Probleme ernst!

→ **Vielleicht ist Ihnen im Zusammenhang** mit der Psychotherapie der Betroffenen bewusst geworden, dass es auch in Ihrem Leben Dinge gibt, mit denen Sie nicht im Reinen sind. Hören Sie auf Ihr Bauchgefühl. Gehen Sie den Themen nach, die möglicherweise aufkommen. Oder: Sie kennen Ihre eigenen Baustellen längst, konnten sich jedoch wegen der Essstörung nicht mehr kümmern. Gibt es Konflikte, die Sie schon lange lösen wollten, aber keinen Mut dazu hatten oder keinen Lösungsweg wussten? Mit dem Partner, in der Familie oder am Arbeitsplatz? Vielleicht belastet Sie dies sehr, aber Sie haben es dennoch immer weggedrängt.

Lassen Sie Probleme nicht ungelöst

Wenn Sie spüren, dass Sie sich um ein Thema kümmern sollten, schieben Sie es nicht vor sich her. Es wird Zeit, dass Sie sich der Aufgabe stellen und eine Lösung finden, damit Sie diese Last abschütteln können. Sie wissen durch die Begleitung Ihrer Tochter, dass ungelöste Probleme sich in eine ungute Richtung entwickeln und einen Menschen krank machen können. Nehmen Sie diese Erkenntnis auch für sich in Anspruch und lassen Sie sich helfen, zum Beispiel im Rahmen einer ambulanten Psychotherapie. Dies muss nicht unbedingt eine lange Therapie sein. Möglicherweise reichen schon wenige Stunden. Und wenn es mehr Stunden werden sollten, so ist das gut investierte Zeit.

→ **Professionelle Hilfe auch für Sie**

Klären Sie mit Ihrem Hausarzt oder dem Psychotherapeuten, ob die Krankenkasse die Kosten dafür übernehmen kann. Sollten Sie keinen freien Therapieplatz in Ihrer Nähe finden, so können Sie die Therapie vielleicht online durchführen bei einem Therapeuten außerhalb Ihres Wohnortes. Wenn Sie Fragen dazu haben, können Sie sich an die Beratungsstelle oder die Therapeuten der Betroffenen wenden.

Belastung kann krank machen
Möglicherweise fällt Ihnen kein konkretes Problem ein, das Sie belastet – außer der Essstörung Ihres Kindes, die trotz aller Bemühungen, Kraft aufzutanken, Ihr Leben immer noch vollkommen bestimmt. Sie haben das Gefühl, nicht mehr auf einen grünen Zweig zu kommen. Die Betroffene ist vielleicht sogar schon auf dem Weg der Besserung, aber Sie selbst sind aus der Balance geraten, fühlen sich aufgewühlt oder ganz niedergeschlagen. Etwas stimmt nicht.

Es ist nicht ungewöhnlich, dass eine andauernde Überlastung eine psychische Erkrankung auslösen kann, zum Beispiel eine Depression. Nehmen Sie es ernst, wenn Sie in Ihrem Tun keinen Sinn mehr entdecken können. Depressive Phasen erlebt jeder. Manche Menschen jedoch können ein solches Stimmungstief nicht überwinden. Sie leiden an Hoffnungslosigkeit und innerer Leere sowie an Antriebslosigkeit. Häufig kommen körperliche Symptome hinzu, wie Schlafstörungen, Appetitlosigkeit, Druckgefühl in Hals und Brust oder Schwindel. Depressionen sind echte Krankheiten, so wie Essstörungen auch. Und sie sind gut mit Psychotherapie und Medikamenten behandelbar.

Welche Krankheit auch hinter Ihrer emotionalen Erschöpfung stecken mag – lassen Sie keine Zeit verstreichen, sondern suchen Sie einen Arzt auf. Denn es soll Ihnen wieder gut gehen! Der Arzt kann klären, ob Ihre Beschwerden eine körperliche oder psychische Ursache haben. Für beides gibt es wirkungsvolle Behandlungen. Möglicherweise würde Ihnen auch ein Kuraufenthalt guttun, um wieder Kraft aufzubauen.

Nehmen Sie sich selbst wichtig – so wichtig wie Ihr erkranktes Kind. Sorgen Sie dafür, dass auch Sie professionelle Hilfe erhalten.

→ **Vorbild sein**

Indem Sie für sich sorgen und auch bereit sind, schwerwiegende Steine aus dem Weg zu räumen, sind Sie Ihrem Kind ein Vorbild. Sie stehen dazu, dass Sie nicht perfekt sind, und lassen sich helfen, weil Sie nicht alle Probleme allein lösen können. Es wird die Betroffene zudem entlasten, denn Ihre ungeklärten inneren Konflikte haben auch sie unbewusst belastet. Wenn es Ihnen besser geht, kann dies auch Ihr Verhältnis zueinander verbessern.

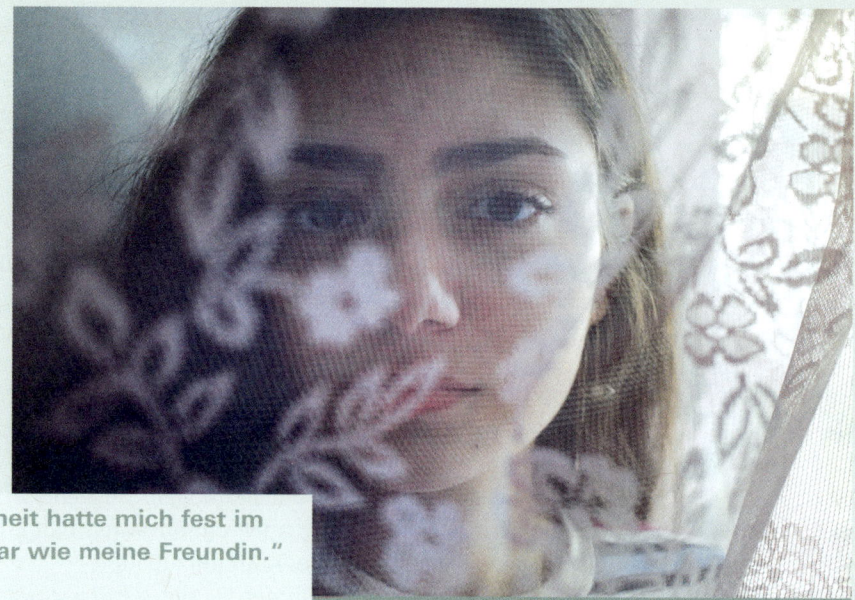

„Die Krankheit hatte mich fest im Griff. Sie war wie meine Freundin."
Liva Güngör

Wichtig ist die Unterstützung meiner ganzen Familie

Die Geschichte von Demet und Liva Güngör

Mit 12 Jahren wird Liva Güngör zunehmend bewusst, dass sich ihr Körper verändert. „Ich war damals sehr unsicher, habe mich unwohl gefühlt und immer mit anderen verglichen." Ihre Mutter Demet Güngör erinnert sich: „Liva wollte abnehmen. Sie war unzufrieden mit ihrer Figur." Die Familie sah es als normales Verhalten in der Pubertät. Liva beginnt, sich Regeln vorzugeben: „Nach dem Essen gibt es bei uns zu Hause immer etwas Süßes, zum Beispiel Schokolade. Ich habe für mich festgelegt, immer nur ein Stück zu essen. Und wenn ich ein zweites gegessen habe, durfte ich danach nichts mehr essen." Später gibt sie sich Zeiten vor, ab wann sie am Tag nichts mehr essen darf. So geht es ein ganzes Jahr weiter. Dass sich dieses Verhalten zu einer Essstörung entwickeln wird, daran hat sie nicht gedacht. „Wenn ich heute zurückdenke, waren das Schlüsselmomente", sagt Liva. „Es war ein schleichender Prozess. Und als ich bemerkt habe, dass etwas mit mir nicht stimmt, war die Essstörung eigentlich schon da." Auch die Familie bemerkt nichts. „Unsere Tochter zog sich immer übergroße Kleidung an, sodass es nicht offensichtlich wurde, wie dünn sie eigentlich schon war", so die Mutter.

Der Druck in der Familie wächst

Als ihre Tochter weiter an Gewicht verliert, entscheiden sich die Eltern, Hilfe zu holen. „Das war nicht einfach für uns, da sie uns mit Sätzen wie ‚Wenn ihr mich in die Klinik bringt, dann seid ihr nicht mehr meine Eltern' enorm unter Druck setzte", erzählt Demet. Sie wenden sich an eine Beratungsstelle für Essstörungen. Doch ein Termin war erst in sechs Monaten möglich. Sie gehen zum Haus- und auch zum Frauenarzt, füh-

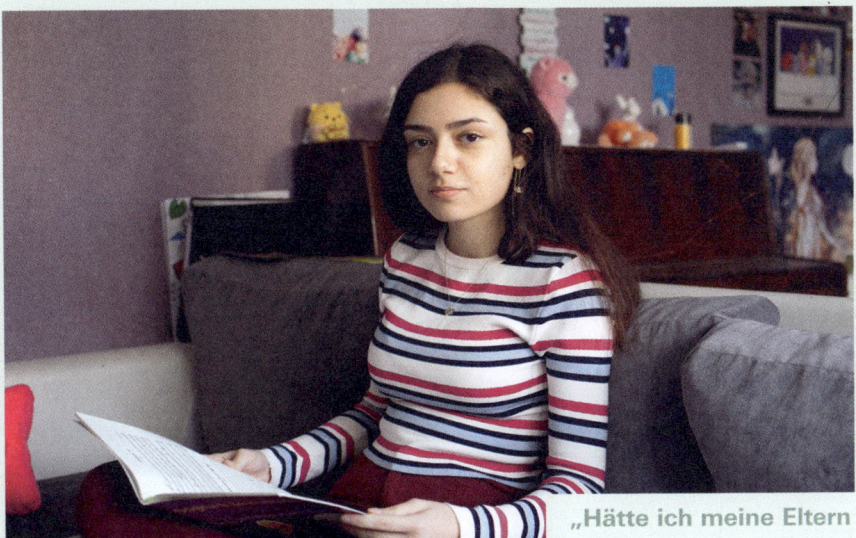

„Hätte ich meine Eltern nicht, wäre ich wieder stark untergewichtig."
Liva Güngör

len sich aber nicht gut aufgehoben. „Somit waren wir weiterhin auf uns gestellt." Die Eltern versuchen, Liva zu helfen. „Wir haben das Gewicht kontrolliert und geschaut, dass sie regelmäßig isst", erzählt Demet. Mit allen Mitteln versucht Liva, die Kontrolle der Mutter zu umgehen: „Das Essen habe ich in den Mülleimer geworfen oder im Schrank versteckt und vor dem Wiegen habe ich viel Wasser getrunken." „Liva hat immer wieder versprochen, ihr Verhalten zu ändern. Es waren das nervenaufreibende Hinhalten, die Lügen und das Unter-Druck-Setzen, was uns alle extrem belastet hat", so die Mutter „Ihr Verhalten war nicht auszuhalten. In der Küche stand sie hinter mir und hat kontrolliert, was ich koche. Bei jeder Mahlzeit hatten wir Streit, aber wir mussten versuchen, damit klarzukommen." Liva sagt: „Ich war mir bewusst, dass ich der Grund war, dass es meinen Eltern und meiner Familie schlecht ging. Aber die Krankheit hatte mich fest im Griff. Sie war wie meine Freundin."

Es wird lebensbedrohlich

Mit der Zeit ändert sich Livas Essverhalten. „Es gab Tage, da habe ich gar nichts gegessen, dann wieder extrem viel. Nach solchen Essanfällen habe ich mich nicht übergeben, ich habe mich nur extrem viel bewegt", sagt Liva. „Ich hatte auch hier meine Regeln, zwischen 8 und 20 Uhr nur zu stehen oder mich zu bewegen." Heute weiß Liva, dass sich aus ihrer Magersucht eine atypische Bulimie entwickelt hat. „Kalorien wollte ich mir nicht notieren, da ich Angst hatte, meine Mutter könnte das sehen. Also rechnete ich alles im Kopf", sagt sie. „Man entwickelt Verhaltensweisen, die einfach so kommen." „Vor vier Jahren war unsere Tochter körperlich so schwach, dass sie nachts in Ohnmacht gefallen ist", erinnert sich Demet. „Die Angst um unsere Tochter wurde damit noch größer." In diesem Moment wird auch Liva klar: „So kann es nicht weitergehen. Ich kann sterben, wenn sich nichts ändert." „Ab diesem Tag war unsere Tochter bereit, mit-

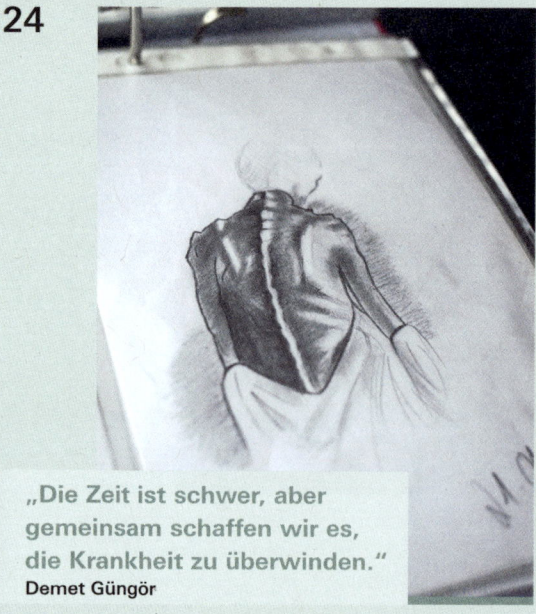
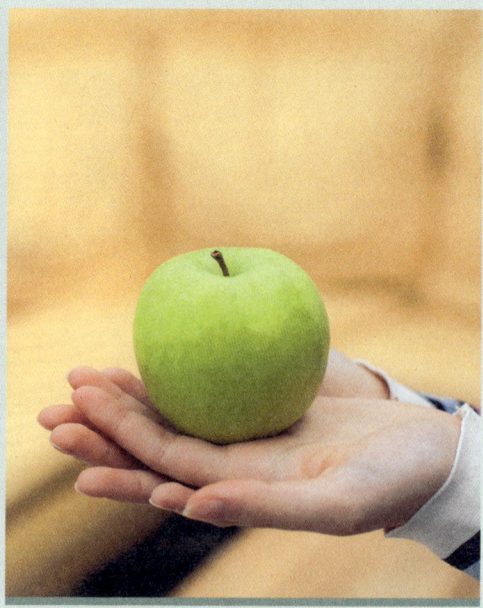

„Die Zeit ist schwer, aber gemeinsam schaffen wir es, die Krankheit zu überwinden."
Demet Güngör

zuarbeiten", erinnert sich die Mutter und betont: „Ich weiß jetzt, dass man Betroffenen nur helfen kann, ihr Verhalten zu ändern, wenn sie selbst bereit sind dazu."

In der Zwischenzeit beantragen die Eltern mithilfe der Beratungsstelle einen Platz in einer Klinik. Die Zeit, bis sie dort einen Platz bekommt, dauerte mehrere Monate. Die Mutter erinnert sich: „Wir waren immer noch auf uns alleine gestellt." Sie bereitete der Tochter extragroße Portionen zu, wodurch sie Magenschmerzen bekommt. „Ich dachte: Wenn sie wieder isst, wird alles wieder gut. Doch meine Tochter hatte so große Schmerzen, dass ich mir Vorwürfe machte. Aber ich wusste es einfach nicht besser. Daraus haben wir natürlich gelernt." Demet kontrolliert regelmäßig das Gewicht und motiviert ihre Tochter zum Essen. Ihr Gewicht ist wieder im Normalbereich. Von sich selbst sagt Liva jedoch: „Diese Zeit war für mich auch sehr schlimm. Wenn ich hätte wählen können, hätte ich mich wieder für die Magersucht entschieden. Ich wollte abnehmen, aber ich konnte nicht, da mir die Kontrolle über das Essen fehlte."

Als Liva einen Platz in der Klinik bekommt, hält sie ihr Normalgewicht bereits seit einem Jahr. Die Zeit in der Klinik empfand sie als „unangenehm" und verlässt sie frühzeitig. Heute sagt sie: „Es wäre vielleicht besser gewesen, länger dort zu bleiben, aber in dem Moment ging es einfach nicht." Ihre Mutter sagt: „Wir hätten diese Hilfe früher gebraucht, als die Magersucht akut war."

Die Familie hat zusammengehalten
Seit der Entlassung hat Liva wieder abgenommen. Im Moment rutscht sie immer wieder in alte Gewohnheiten. Nach wie vor sind es die Eltern, die darauf achten, dass Liva ausreichend isst. Demet sagt: „Der grüne Apfel ist uns ein Dorn im Auge, denn zu Zeiten, als Liva stark abgemagert war, hat sie diese gegessen." Sie weiß: „Hätte ich meine Eltern nicht, wäre ich wieder stark unterge-

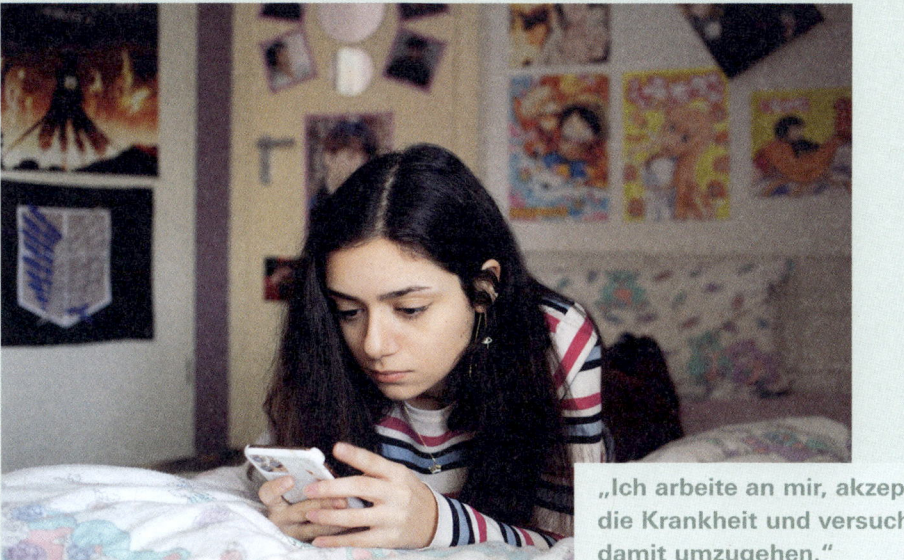

„Ich arbeite an mir, akzeptiere die Krankheit und versuche, damit umzugehen."
Liva Güngör

wichtig." Eine medizinische oder psychotherapeutische Therapie hat Liva nicht. „Meine Familie, vor allem meine zwei Tante unterstützen mich weiterhin, aus der Essstörung herauszukommen", betont Liva. „Alle sprechen mir Mut zu und vermitteln mir, dass sie an mich glauben: ‚Du schaffst das' sagt mir meine Tante immer. Das motiviert mich, weiter an mir zu arbeiten." Liva hat nicht mehr den Bewegungszwang und macht keinen Sport. Sie gibt sich keine Zeiten mehr für das Essen vor. Wenn sie ein Stück Schokolade isst, lässt sie bewusst das Papier auf dem Tisch liegen, damit ihre Mutter sieht, dass sie etwas gegessen hat. „Damit möchte ich meine Eltern auch beruhigen, indem ich ihnen zeige, dass ich etwas gegessen habe. Gerade mein Vater macht sich noch sehr viele Sorgen. Er schaut immer genau hin, was ich esse", erklärt sie.

Liva ist heute 20 Jahre alt und bereitet sich auf das Abitur vor. „Ich bin konzentriert auf die Schule, damit ich nicht ins Nachdenken komme." Ihr Körpergewicht liegt im unteren Normalbereich. Aber nach wie vor ist das Thema in der Familie präsent. „Es gibt gute und es gibt schlechte Tage", sagt Liva. „Ich habe es noch nicht ganz geschafft, meine Essstörung abzulegen. Aber ich arbeite an mir, akzeptiere, dass ich die Krankheit habe, und versuche, damit umzugehen."

„Ich vertraue meiner Tochter und ich sage ihr dies auch immer wieder. Sie weiß selbst, wie schlimm die Zeit war, als sie extremes Untergewicht hatte", betont Demet „Die Zeit ist schwer, aber gemeinsam schaffen wir es, die Krankheit zu überwinden." Für Demet waren während der ganzen Jahre besonders ihre beiden Schwestern eine große Stütze. „Man kommt an seine Grenzen. Ohne sie hätte ich die Zeit nicht überstanden. Sie haben mich aufgefangen." Die Familie geht auch im Umfeld offen mit der Erkrankung um. „Wir haben es nie verheimlicht und waren immer ehrlich – zu jedem. Das war uns ganz wichtig."

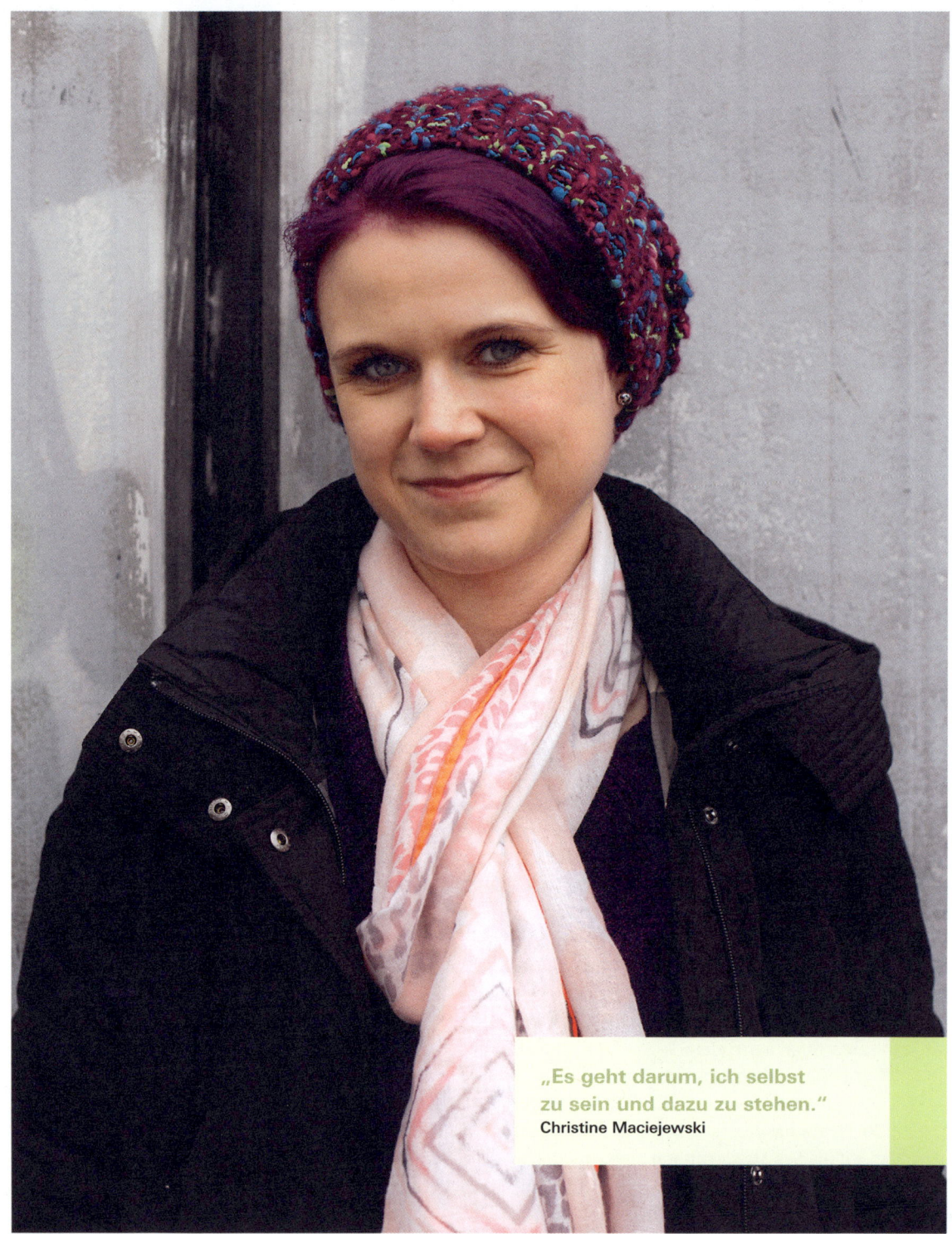

„Es geht darum, ich selbst zu sein und dazu zu stehen."
Christine Maciejewski

Das Miteinander neu gestalten

Vom Beginn der Therapie bis zu dem Moment, an dem die Betroffene die Krankheit hinter sich lassen kann, ist es ein langer Weg. Finden Sie daher zusammen eine gute Basis für diese schwierige Zeit.

Die Zeit, die nun kommen wird, erfordert ein Umdenken. Das Familienleben wird ein anderes werden und sich auch immer wieder ändern. Es wird Zeiten geben, in denen Sie das Gefühl haben, es ist wie vor der Erkrankung. Und es werden Situationen auf Sie zukommen, mit denen Sie lernen müssen, gut umzugehen.

Überlegungen, die Angehörige, Partner und auch Freunde von Menschen mit einer Essstörung immer wieder anstellen, sind: „Was kommt auf mich zu?" „Was kann ich tun, um der Betroffenen zu helfen, damit sie die Erkrankung möglichst bald und gut überwindet?" „Wie werden die Mahlzeiten ablaufen?"

Die Auseinandersetzung mit der Essstörung und dem Therapieverlauf wird im Familienalltag eine wesentliche Rolle spielen. Möglich ist, dass Sie zusammen eine Familientherapie machen und vieles gemeinsam aushalten müssen. Auf der anderen Seite gibt es auch Grund zur Freude und Hoffnung, zum Beispiel wenn Ihre an Magersucht erkrankte Tochter an Gewicht zunimmt.

Das Wichtigste ist: Nicht lockerlassen! Behalten Sie das Miteinander im Blick und ziehen Sie alle an einem Strang. Alle zusammen müssen Sie Wege und Strukturen finden, mit der Essstörung Ihres Familienmitglieds zu leben.

Dem Essen den Schrecken nehmen

Wenn Sie wissen, wie Sie mit den Themen Essen, Körpergewicht und Figur umgehen sollen, finden Sie leichter in einen entspannteren Alltag mit der Betroffenen.

Seit vielen Wochen ist Essen ein schwieriges Thema. Doch nachdem Sie nun zusammen erste Schritte gegangen sind, keimt Hoffnung auf. Dennoch beobachten Sie, dass sich Ihr Kind wieder nicht zum Essen durchringen kann. Ebenso belastend ist es, festzustellen, dass die Tochter heimlich isst und das Essen nicht bei sich behält. Es ist ganz natürlich, wenn Sie da eingreifen wollen.

Gerade das Thema (Familien-)Mahlzeiten ist ein schwieriges, für das Sie eine klare Position brauchen. Nicht jedes „gut gemeinte" Verhalten hilft der Betroffenen, die Krankheit zu überwinden. Der Gedanke ist naheliegend, der Tochter das Essen anzubieten, das sie sich wünscht. „Dann wird sie es ja auch essen", so die Überlegung vieler Mütter und Väter. Wenn Sie jedoch immer wieder auf die Wünsche Ihres Kindes eingehen und sich bei der Planung der Speisen und der Essenszeiten nach ihm richten, machen Sie es ihm einfacher, seine Erkrankung weiter zu leben. Wie Sie im Alltag mit dem Essen umgehen können, erfahren Sie in diesem Kapitel.

Essen neu lernen

Menschen mit einer Essstörung müssen das Essen neu lernen. Betroffene mit Magersucht haben zwar Hunger, leiden aber nicht darunter, weil ihnen das Hungergefühl signalisiert, dass sie sich unter Kontrolle haben. Die Angst vor der Gewichtszunahme ist immer präsent. Während der Therapie erhalten Betroffene Mahlzeitenpläne, die auf die entsprechende Form der Essstörung und auf die jeweilige gesundheitliche Verfassung zugeschnitten sind.

Für an Magersucht erkrankte Personen ist es beispielsweise wichtig, sich ausreichend mit Energie und Nährstoffen zu versorgen. Um dies zu erreichen, sehen Ernährungspläne viele kleine Mahlzeiten über den Tag verteilt vor. Die Portionsgrößen sind abhängig vom Ausgangsgewicht und von der angestrebten Gewichtsentwicklung.

Menschen mit Bulimie oder auch einer Binge-Eating-Störung müssen lernen, wieder regelmäßig zu essen, um Heißhungerattacken zu verhindern. Häufig kommt es auch aus emotionalen Gründen zu Essattacken, beispielsweise bei Kummer oder Angst.

Ziel der Therapie ist es, andere Wege als Essen zu finden, um mit solchen Gefühlen umzugehen, und auf das natürliche Hunger- und Sättigungsgefühl zu hören. Strukturierte Essenspläne mit regelmäßigen Haupt- und Zwischenmahlzeiten können helfen, das Verhalten zu normalisieren.

Die Alltagserprobung nach einem Klinikaufenthalt
Das neue Essverhalten erlernen die Betroffenen in der Therapie. Während eines Klinikaufenthalts ist dies gut geregelt und wird von Ärzten und Therapeuten kontrolliert. Nach der Entlassung ist es im nächsten Schritt wichtig, die bereits erzielten Veränderungen im Alltag aufrechtzuhalten und weiter zu festigen. Aus der Fremdkontrolle wird nun eine Selbstkontrolle. Dies ist eine große Herausforderung für Menschen mit einer Essstörung. Betroffene vereinbaren mit dem Therapeuten bestimmte Regeln für zu Hause. Dabei werden sie dazu motiviert, mit ihren Familienmitgliedern festzulegen, in welcher Form diese sie unterstützen können. Auch hier gilt wieder:

→ **Üben Sie keinen Zwang aus**

Warten Sie, bis die Betroffene aktiv auf Sie zukommt und mit Ihnen über die Vereinbarungen spricht. Klären Sie ab, wo Sie helfen können und was die Betroffene selbst entscheiden möchte.

Der erste Schritt dabei ist, dass sich die Betroffene selbstständig um die Mahlzeiten kümmert. Sie muss lernen, mit unerwarteten Veränderungen im Tagesablauf zurechtzukommen, wenn beispielsweise das Mittagessen aufgrund eines Termins ausgefallen ist und die warme Mahlzeit erst am Abend möglich ist. Auch wenn die Tage stressig sind oder am Wochenende später gefrühstückt wird, sollten dennoch fünf geregelte Mahlzeiten im Tagesablauf untergebracht werden.

Essstörungen verstehen

Rückschläge verkraften. Je nach Verlauf der Erkrankung kann es sein, dass die Absprachen schnell wieder gebrochen werden. Seien Sie dann nicht enttäuscht oder ärgerlich. Sie wissen, dass die Erkrankung viel Geduld fordert, da die Probleme, die dahinterstecken, nicht von heute auf morgen überwunden werden. Bleiben Sie zuversichtlich! Auch wenn es manchmal den Anschein hat, die Situation sei aussichtslos, geben Sie nicht auf. Vermitteln Sie der Betroffenen das Gefühl, dass sie es schaffen kann.

Was ist Ihre Aufgabe?
Je nachdem, ob die Therapie ambulant oder teilstationär verläuft, bekommt die Patientin oft „Hausaufgaben" aufgetragen, zum Beispiel das Verfassen von Ernährungsprotokollen. Klären Sie mit der Betroffenen, ob, und wenn ja, inwiefern Sie sie dabei unterstützen sollen. Die Betroffene – mit dem für eine Essstörung typischen starken Autonomiebedürfnis – wird wahrscheinlich nicht wollen, dass Sie sich einmischen. Zudem ist es auch ein Ziel der Therapie, dass sie mehr und mehr Verantwortung für sich übernimmt.

Nur zuzuschauen fällt Ihnen aber vielleicht schwer, weil Sie sich verantwortlich fühlen und dafür sorgen wollen, dass es „vorangeht". Sprechen Sie zusammen mit dem Therapeuten. In welchem Bereich ist Ihre Unterstützung gefragt? Auch die Mahlzeitenstruktur und der Speiseplan sind wichtige Themen. Wie sieht es mit Sport und Bewegung aus? Gibt es da Grenzen, damit der Kalorienverbrauch nicht zu hoch wird? All solche Fragen müssen in Ruhe geklärt werden, damit Sie sich sicher fühlen.

Die konkreten Regeln, die im Rahmen der Therapie mit einem an einer Essstörung erkrankten Menschen vereinbart werden, sind also immer sehr individuell. Dennoch sind im Folgenden ein paar grundlegende Prinzipien beschrieben, die im Umgang mit den meisten Betroffenen hilfreich sind. An diese können Sie sich auch halten, falls die Therapie noch gar nicht begonnen hat.

Essstörungen verstehen

Bei speziellen Wünschen Essen selbst zubereiten lassen. Die Betroffene sollte nicht bestimmen, was in der Familie gegessen wird. Gehen Sie also nicht darauf ein, nur bestimmte Lebensmittel oder Speisen zu wählen, etwa sehr fettarme Produkte. Wenn Sie deutlich machen wollen, dass Sie damit nicht einverstanden sind, ist es sinnvoll, die Betroffene zu bitten, sich ihr Essen selbst zuzubereiten. Seien Sie auch hier der Betroffenen gegenüber ganz offen und sprechen Sie über die Gründe, die Sie dazu bewegen.

Sprechen Sie bei Tisch nicht über das Essverhalten
Essen und Essverhalten sind keine Themen, über die Sie während der Mahlzeit sprechen sollten. Wenn beispielsweise die Betroffene sehr langsam isst und ihr Teller immer noch halb voll ist, wenn Sie schon lange fertig sind, nehmen Sie die Situation so hin. Kommentieren Sie sie nicht, auch wenn es Ihnen schwerfällt. Wenn Sie darüber sprechen möchten, tun Sie es zu einem späteren Zeitpunkt. Wählen Sie einen Moment, in dem Sie in aller Ruhe mit der Betroffenen darüber reden können. Machen Sie keine Vorwürfe, bleiben Sie sachlich.

→ Das Thema wechseln

Wenn die Betroffene von sich aus ihr Essverhalten bei Tisch anspricht, dann lenken Sie das Gespräch auf andere Themen. Wenn Sie vermuten, dass sie sich gedanklich damit beschäftigt und sich deswegen an anderen Gesprächen am Tisch nicht beteiligt, versuchen Sie, sie in die anderen Gesprächsthemen mit einzubeziehen.

Setzen Sie vereinbarte Regeln durch

Lassen Sie es nicht zu, dass die Betroffene Vorgaben für die Mahlzeiten macht und sich alle Familienmitglieder danach richten müssen. Damit würden Sie ihr vermitteln, dass ihr Verhalten für alle vollkommen in Ordnung ist. Und Sie würden sie in ihrem Handeln, das von der Essstörung bestimmt wird, unterstützen. Setzen Sie stattdessen die in der Therapie vereinbarten Regeln durch bzw. treffen Sie selbst konkrete Abmachungen, falls zu einem Thema noch keine Regeln in der Therapie vereinbart wurden.

Versuche, das Essverhalten einer Person durch gutes Zureden oder gar Kontrolle verändern zu wollen, bewirken nur Misstrauen und endlose Kontrollkämpfe. Konkrete Abmachungen sind hingegen hilfreich, beispielsweise:

- Vereinbaren Sie, dass Sie mit Ihrem Partner, der an einer Binge-Eating-Störung leidet, einmal am Tag in Ruhe eine Hauptmahlzeit einnehmen.
- Untersagen Sie Ihrem Sohn mit Bulimie, Lebensmittel aus der Küche zu entwenden.
- Verbieten Sie Ihrer Tochter mit Magersucht, mit Ihnen über das Essen zu sprechen.
- Regeln Sie den Zugang zur Küche oder zum Vorratsraum.
- Legen Sie fest, dass Ihr an Bulimie erkranktes Kind eine verschmutzte Toilette oder ein verschmutztes Waschbecken selbst reinigt.

Legen Sie Wert darauf, dass Ihre vereinbarten Regeln eingehalten werden. Wurde beispielsweise festgelegt, dass Ihr Kind einmal

---

Was soll aufs Pausenbrot? Planen Sie auch das Pausenbrot für die Schule. Sprechen Sie mit Ihrem Kind ab, wer sich darum kümmert: Übernimmt es selbst die Zubereitung oder sollen Sie dies übernehmen? Berücksichtigen Sie dabei eventuelle Vereinbarungen, die Ihr Kind mit seinem Therapeuten getroffen hat.

am Tag zusammen mit der Familie isst, so sollten Sie darauf bestehen. Hier und da ist es dann auch mal erforderlich, ein Machtwort zu sprechen.

Sorgen Sie so weit wie möglich für Struktur

Unterstützen Sie die Betroffene, indem Sie ihr bei den Mahlzeiten eine gewisse Planbarkeit bieten. Menschen mit einer Essstörung gibt es Sicherheit, wenn der Tag gut strukturiert ist. In Wohngruppen gibt es daher feste Essenspläne, die so jedoch in der Familie nur schwer bzw. nicht immer umsetzbar sind. Denn in der Wohngruppe arbeiten in der Regel Ernährungsfachkräfte, die die Mahlzeiten individuell zusammenstellen und ein Auge darauf haben, was gegessen wird. Eine Mutter oder ein Vater kann diese Aufgabe nicht übernehmen. Es ist aber durchaus sinnvoll, gemeinsame Mahlzeiten mit der Familie zu planen.

Umgang mit dem Konfliktpotenzial bei Mahlzeiten

Oftmals laufen Familienmahlzeiten mit jemandem, der an einer Essstörung erkrankt ist, nicht sehr harmonisch ab. Sie als Eltern beobachten vielleicht sehr genau, wie, was und wie viel Ihr Kind isst. Gereiztheit über das langsame Essen und häufige Kauen oder auch Hilflosigkeit, wenn der Teller nach der zweiten Gabel weggeschoben wird, sind Gefühle und Emotionen, die Sie belasten. Sie sollten sich darauf einstellen, dass es einige Zeit dauern wird, bis Sie gemeinsame Mahlzeiten wieder unbelastet genießen können.

Das heißt aber nicht, dass Sie es zulassen müssen, dass die Mahlzeiten für alle Familienmitglieder unerträglich werden. Wenn es der Betroffenen schwerfällt, die vereinbarten Regeln einzuhalten, führt das zu Diskussionen und damit meist zu Spannungen, Ärger oder Streit. Dies beeinträchtigt die Beziehung und wirkt sich negativ auf das Zusammenleben aus. In so einem Fall sollten Sie mit der Betroffenen vereinbaren, vorerst auf die gemeinsamen Mahlzeiten zu verzichten. So ermöglichen Sie den anderen Familienmitgliedern wieder ein entspanntes Essen.

✗ Krankheitsbedingtes Verhalten nicht fördern. Unterstützen Sie nicht das Bevorraten von übermäßig vielen Lebensmitteln für Essattacken. Richten Sie auch nicht den Tagesablauf der Familie danach aus, wenn Ihr Sohn mehrmals am Tag Sport treiben will.

Umgang mit Lügen und Täuschungen

Um das Essen umgehen zu können, erfinden Betroffene häufig Lügen und nutzen Tricks und Täuschungsmanöver. Ausreden wie „Ich habe schon in der Schule gegessen" oder „Meine Freundin hat in der Pause Brötchen vom Bäcker verteilt" sind typisch. Oftmals versuchen Betroffene auch, Speisen vom Teller verschwinden zu lassen, beispielsweise in die Hosentasche. Solche Verhaltensweisen sind Teil der Erkrankung. Hier geht es nicht darum, Ihnen zu schaden, sondern einzig darum, nicht an Gewicht zuzunehmen. Gleiches gilt auch für das Wiegen. Hier finden Betroffene Mittel und Wege, Sie zu täuschen:

→ Täuschungsmanöver beim Wiegen

> Mädchen verstecken kleine Steine im BH oder vor dem Wiegen wird noch einmal reichlich getrunken. Druck oder Zwang fördern solche Täuschungsmanöver. Machen Sie es sich nicht zur Aufgabe, das Körpergewicht der Betroffenen zu kontrollieren. Geben Sie dies nach außen ab und überlassen Sie es zum Beispiel dem Hausarzt.

Bei Menschen mit Magersucht hat eine Gewichtszunahme nur Bestand, wenn sie aus eigenem Willen heraus essen. Wird der Zustand der Betroffenen aufgrund ihres Untergewichts jedoch kritisch oder lebensgefährlich, müssen Sie handeln. Mehr dazu auf S. 76.

Essstörungen verstehen

Feiern und Restaurantbesuche zu Hause proben. Wenn Sie feststellen, dass sich die Betroffene noch schwertut, mit Ihnen oder mit Freunden in ein Restaurant zu gehen und Einladungen zum Essen anzunehmen, können Sie ähnliche Situationen zunächst zu Hause erproben. Bereiten Sie ihr ein Essen zu, ohne dass sie dabei ist. Oder bestellen Sie ein Essen bei einem Lieferservice. Die Betroffene kann so im häuslichen Umfeld ausprobieren, inwieweit sie schon bereit ist, Speisen zu essen, deren Kaloriengehalt und Zubereitungsart sie nicht kennt.

Feierlichkeiten als Herausforderung für Betroffene

Der Bruder hat Geburtstag, die Großeltern feiern goldene Hochzeit oder Weihnachten steht vor der Tür – planen Sie Feste und Feiertage gut, wenn damit ein Essen verbunden ist. Denn für Menschen mit einer Essstörung kann ein solcher Tag Furcht auslösen. Insbesondere Restaurantbesuche, vor allem in Fast-Food-Restaurants, sowie Allyou-can-eat- oder Büfett-Angebote sind mit Angst besetzt.

Spontane Entscheidungen können die Betroffene überfordern. Sprechen Sie mit ihr über mögliche Restaurantbesuche und fragen Sie sie, was sie sich wünscht und was für sie möglich ist. Überlassen Sie nichts dem Zufall.

Planen Sie einen Restaurantbesuch gut. Die Betroffene kann sich beispielsweise vorab im Internet die Speisekarte anschauen und überlegen, welche Speisen für sie infrage kommen könnten. Vielleicht tun Sie dies auch gemeinsam. Lassen Sie die Betroffene die Entscheidung jedoch selbst treffen. Damit bekommt sie Sicherheit. Akzeptieren Sie aber auch, wenn sie nichts Passendes findet. Vielleicht ist sie noch nicht so weit und sie kann sich noch nicht darauf einlassen, auswärts zu essen.

In der Regel lernen Betroffene in der Therapie, mit solchen Situationen umzugehen, indem sie bestimmte Situationen durchspielen und Absprachen treffen. Vor einer Feier vereinbaren beispielsweise Menschen, die an Essanfällen leiden, mit dem Therapeuten, wie häufig sie zum Büfett gehen sollten.

Vertrauen ist die Basis

Haben Sie Vertrauen in die Therapie, aber auch in die Betroffene selbst. Sobald sie in Behandlung ist, dürfen und sollen Sie auch loslassen.

Zu spüren, dass es nicht in Ihrer Macht steht, Ihr Kind aus der Essstörung herauszuholen, kann immer wieder dazu führen, dass Sie sich hilflos fühlen. Nachdem Sie nun aber schon viel gelesen haben und gut informiert sind, wissen Sie, dass der Weg aus einer psychischen Erkrankung, wie es die Essstörung ist, Zeit braucht.

Wesentlich ist, dass die Betroffene die Krankheit akzeptiert und sich ein Leben ohne Essstörung herbeisehnt. Dafür hat sie sich in professionelle Hände gegeben. Indem Sie lernen, die Verantwortung für die Heilung abzugeben, leisten Sie einen ganz wichtigen Beitrag. Helfen Sie ihr, indem Sie ihre Verantwortung für das eigene Handeln akzeptieren und dies als Grenze respektieren, sich also nicht einmischen. Seien Sie eine wichtige Stütze, indem Sie den Willen Ihres Kindes stärken, aus der Essstörung herauszukommen.

Essstörungen verstehen

Ein Klinikaufenthalt ist kein Versagen. Es kann sein, dass es Ihnen nicht leichtfällt, die Entscheidung Ihres Kindes mitzutragen, sich in eine Klinik zu begeben. Sie kämpfen mit dem Gedanken, versagt zu haben, und verspüren Schuldgefühle. Denken Sie dann daran, dass sich eine Essstörung ohne professionelle Hilfe nicht behandeln lässt. Akzeptieren Sie Ihre Grenzen. Freuen Sie sich mit Ihrem Kind, wenn es in der Klinik aufwärts geht, und bestärken Sie es in der Entscheidung, sich weiter von Fachleuten behandeln zu lassen.

Vertrauen Sie der Therapie

Geben Sie Ihr Kind guten Gewissens in die Hände von fachkundigen Ärzten und Therapeuten. Auch wenn die Erfolge sich nicht so schnell zeigen, wie Sie es sich erhofft haben, oder der Aufenthalt in der Klinik länger dauert, sollten Sie weiter an Ihr Kind glauben.

Dennoch ist es nachvollziehbar, wenn Sie sich dann die Frage stellen, ob die Therapieentscheidung richtig war. Vielleicht spüren Sie ein Gefühl von Machtlosigkeit. Dieses Gefühl kann sich verstärken, wenn Sie nicht genau wissen, was die Gründe sind. Dann kann es sinnvoll sein, Ihre Zweifel an der aktuellen Gestaltung der Therapie anzusprechen (siehe S. 98). Vertrauen Sie aber grundsätzlich in die Arbeit der Therapeuten und Ärzte und respektieren Sie die Notwendigkeit, dass die Betroffene selbst entscheiden muss, welchen Weg der Therapie sie geht.

→ **Nach Themen der Therapie fragen?**

Haben Sie Verständnis dafür, wenn Ihr Kind nicht gerne darüber spricht, welche Themen in der letzten Therapiestunde behandelt wurden. Drängen Sie nicht, den Inhalt der Therapiegespräche zu erfahren. Fragen Sie nur nach, wenn Sie das Gefühl haben, die Betroffene ist bereit, sich dazu zu äußern. Noch besser ist es, abzuwarten, bis sie selbst auf Sie zukommt. Akzeptieren Sie es, wenn sie es nicht tut.

Haben Sie jedoch ein ungutes Gefühl, können Sie das Gespräch mit dem Therapeuten suchen und den Wunsch nach einem Familiengespräch äußern.

Vertrauen Sie der Betroffenen

Ebenso wichtig wie das Vertrauen in die Therapie ist das Vertrauen in die Betroffene selbst. Das fällt oft schwer, vor allem, wenn viel Vertrauen verloren gegangen ist. Wie auf S. 132 beschrieben, ist es Teil der Krankheit, dass Betroffene lügen und Tricks anwenden, um ihre krankheitsbedingten Verhaltensweisen beizubehalten. Sind derartige Dinge vorgefallen, kann es für Sie eine echte Herausforderung bedeuten, wieder Vertrauen zur Betroffenen zu fassen.

Versuchen Sie, zunächst einfach „loszulassen" und zu akzeptieren, wenn Ihr Kind heimlich isst oder erneut viel Sport treibt. Machen Sie sich immer wieder bewusst, dass Sie alleine ihm nicht helfen können, die Krankheit zu überwinden. Mit diesem Loslassen geben Sie Ihrem Kind ein gutes Gefühl und nehmen ihm die Angst, immer kontrolliert oder gemaßregelt zu werden. Dies ist eine gute Basis, gegenseitiges Vertrauen aufzubauen. Geben Sie sich dabei Zeit, damit das Vertrauen wieder wachsen kann. Sind die Fronten jedoch sehr verhärtet und die Konflikte innerhalb der Familie zu groß, sollten Sie über ein gemeinsames Gespräch mit dem Therapeuten nachdenken (siehe S. 64).

Halten Sie Ihre Kontrolle in Grenzen
Es ist eine Herausforderung, in der nächsten Zeit immer wieder die richtige Balance zu finden, inwieweit Sie das Verhalten Ihres Kindes kontrollieren und wie viel Freiraum Sie ihm lassen. Handeln Sie nach dem Motto: „So viel wie nötig, so wenig wie möglich." Geben Sie Ihrem Kind das Gefühl von Zugehörigkeit, aber auch von Eigenständigkeit. Dies erreichen Sie, indem Sie sich von einer zu engen Bindung frei machen.

Hierzu ein Beispiel: Ihr Sohn, der an einer Binge-Eating-Störung leidet, soll regelmäßig Ernährungsprotokolle führen, also dokumentieren, was er über den Tag hinweg gegessen und getrunken hat. Anhand dieser Aufzeichnungen kann der Therapeut das Ernährungsverhalten beurteilen und erkennen, wo Veränderungen stattgefunden haben oder wo weitere Maßnahmen erforderlich sind. Je nach Krankheitseinsicht und Krankheitsverlauf kann das Führen der Ernährungsprotokolle gut laufen; Ihr Sohn kann sich aber auch weigern, dies zu tun. Das Protokoll macht ihm bewusst, was er tatsächlich gegessen hat. Möglicherweise schämt er sich für die großen Mengen an Es-

---

Ernährungsprotokolle nicht einfach so! Vielleicht haben Sie davon gehört, dass manche Betroffene während einer Therapie dokumentieren, was Sie den Tag hinweg gegessen und getrunken haben. Das Führen solcher Ernährungsprotokolle kann Teil der Therapie sein. Ihr Kind dazu anzuhalten, solch ein Ernährungsprotokoll anzufertigen, ist jedoch nicht Ihre Aufgaben. Es sollte nur nach Absprache mit dem Therapeuten oder Ernährungsberater erfolgen.

sen und hat Schuldgefühle. Sie als Eltern sollten hier keinen Druck oder Zwang ausüben, indem Sie immer wieder nachfragen, ob er auch wirklich alle Lebensmittel und Getränke, die er verzehrt hat, dokumentiert hat. Die Verantwortung liegt bei Ihrem Sohn.

Freiräume zugestehen

Angst und Sorge um die Erkrankte spielen im Alltag immer mit. Davon können sich Eltern und Angehörige kaum frei machen. Versuchen Sie dennoch, der Betroffenen genügend Freiraum zu lassen. Es ist normal, wenn sich Jugendliche mal zurückziehen und allein sein wollen. Auch schließt sich jeder Jugendliche mal im Bad ein. Respektieren Sie dies. Klopfen Sie an, wenn Sie ins Zimmer möchten. Damit zeigen Sie auch, dass Sie Ihrem Kind Vertrauen schenken.

Bewusster Umgang mit sozialen Medien

Ein wichtiges Thema, wenn es um die Balance von Kontrolle und Vertrauen geht, ist auch der Umgang mit den sozialen Medien. Sie haben bereits erfahren, dass die sozialen Medien Einfluss haben können auf die Entwicklung einer Essstörung (siehe S. 87). Sie sind jedoch aus dem Alltag von Kindern und Jugendlichen nicht wegzudenken. Die Nutzung sozialer Medien pauschal zu verbieten, ist zumindest für ältere Kinder und Jugendliche keine Option mehr und auch nicht wünschenswert, da es sie sozial isolieren würde. Auch Kontrolle ist nur schwer möglich und nicht angemessen. So sollten Sie beispielsweise der Versuchung widerstehen, einen Blick in die Chats Ihres Kindes zu werfen, da dies ein zu starker Eingriff in seine Privatsphäre wäre.

Suchen Sie stattdessen das Gespräch. Fragen Sie etwa, mit wem Ihr Kind sich regelmäßig austauscht, in welchen Gruppen es aktiv ist oder welchen Stars es auf Instagram und anderen Kanälen folgt. Bieten Sie auch an, den Feed oder die Kontaktliste mit ihm gemeinsam einmal durchzusehen. Wenn Ihr Kind bereits eine Therapie macht und selbst gesund werden möchte, ist es durchaus möglich, dass es beispielsweise bereit ist, einigen Influencern oder anderen Kontakten zu „entfolgen", da es einsieht, dass die Postings dieser Personen einen negativen Einfluss auf sein Essverhalten haben.

→ **Verändern Sie den Blick!**

Beim Versuch, Ihrem Kind verständlich zu machen, dass andere Persönlichkeitsmerkmale wichtiger sind als eine schlanke Figur, können die sozialen Medien aber auch eine Hilfe sein. Schließlich gibt es dort beispielsweise auch Influencer, die sich der „Body Positivity" verschrieben haben, sich also für die Akzeptanz von „normalen" Körpern einsetzen und dies durch unbearbeitete, authentische Fotos dokumentieren.

Eine neue Gesprächskultur für alle

Offene, ehrliche Gespräche in der Familie helfen, gerade in emotional schwierigen Situationen das Verständnis zu stärken, Missverständnisse zu vermeiden und Ängsten vorzubeugen.

Vielleicht haben Sie auch schon feststellen müssen, dass das Miteinanderreden nicht mehr so leicht ist wie vor der Krankheit – einfach mal gerade eben über dieses oder jenes zu sprechen, fällt Ihnen schwer. In der Familie herrscht oftmals eine bedrückte Stimmung, wenn die Tochter dabei ist. Die Angst spielt mit, dass es zu Konfrontationen kommt oder sie sich zurückzieht. Es liegt auf der Hand, dass dies für Sie, aber auch für die anderen Familienmitglieder, immer wieder eine Bewährungsprobe darstellt.

Wenn Sie das Bedürfnis haben, mit der Betroffenen über die Erkrankung zu sprechen, weil Sie etwas bedrückt oder Sie Ängste und Sorgen haben, sollten Sie dies bewusst tun. Machen Sie sich mit einigen wesentlichen Aspekten vertraut, die es Ihnen erleichtern, miteinander ins Gespräch zu kommen.

Gespräche über die Essstörung bewusst führen

Machen Sie Ihrem Kind deutlich, dass Sie ihr Essverhalten als Krankheit annehmen und dass die Essstörung kein Grund für Sie ist, nicht zu ihr stehen zu können. Sie muss wissen, dass Sie sich nicht dafür schämen und offen mit dem Thema umgehen.

Das heißt aber nicht, dass Sie dauernd über die Essstörung sprechen sollten. Es ist auch nicht hilfreich, wenn Sie die Betroffene immer wieder neu davon überzeugen wollen, dass sie von der Essstörung loskommen soll. Besser ist, gelegentlich nachzufragen, wie sich die Krankheit anfühlt und wie sie die Essstörung erlebt. Sie rücken mit solchen Fragen den Menschen in den Vordergrund – losgelöst von der Essstörung.

→ Das Leben neben der Erkrankung nicht vergessen

Betroffene haben auch Wünsche oder Probleme abseits der Essstörung, sei es in der Schule oder im Beruf, in der Beziehung oder auch in der Freizeit. Sprechen Sie darüber miteinander, tauschen Sie sich aus. Nichts ist schlimmer für Sie und die Betroffene, als wenn das Leben nur noch aus der Essstörung besteht.

Stiftung Warentest | Das Miteinander neu gestalten

Konstruktiv streiten

Es bleibt nicht aus, dass es doch mal zu Situationen kommt, die Sorge bereiten oder wütend machen. Vielleicht ist die Toilette wieder nicht sauber gemacht oder es fehlt erneut Geld im Portemonnaie. Es ist nicht einfach, auf der einen Seite Verantwortung abzugeben und dulden zu müssen, dass die Krankheitszeichen nicht voll verschwinden. Andererseits müssen Sie sich nicht alles gefallen lassen.

Vorfälle oder Verhaltensweisen, die Sie stören oder für nicht akzeptabel erachten, sollten Sie nicht unerwähnt lassen aus Angst, es könnte zu einem Streitgespräch kommen. Entscheidend ist, wie das Streitgespräch abläuft. Führen Sie es nicht, wenn Sie emotional geladen sind. Wählen Sie bewusst Gelegenheiten, in denen Sie in Ruhe mit der Betroffenen sprechen können. Bleiben Sie dabei taktvoll. Folgende Prinzipien sind dann im Gespräch hilfreich:

- Seien Sie sich Ihrer Gefühle bewusst: Hat Sie das Verhalten der Betroffenen wütend gemacht? Sind Sie enttäuscht?
- Sprechen Sie über Ihre Gefühle in Ich-Botschaften. Beispiel: „Ich bin wütend" oder „Ich bin enttäuscht".
- Legen Sie die Situation dar, um die es geht. Beispiel: „Als du heute Morgen im Bad warst ..." oder „Im Gespräch mit mir gestern Mittag ...".
- Bleiben Sie sachlich – ohne zu urteilen oder gar Schuld zuzuweisen. Beispiel: „Du warst heute nicht beim Klavierunterricht" oder „Du hast dich nicht wie verabredet mit deinem Freund getroffen".
- Bleiben Sie beim konkreten Anlass und vermeiden Sie Verallgemeinerungen wie: „Du hast schon wieder ..." oder „Ständig machst du ...".
- Sprechen Sie offen über Ihre Bedürfnisse und Wünsche. Beispiel: „Ich wünsche mir, dass wir ..." oder „Es würde mich sehr freuen, wenn ...".
- Machen Sie für Ihre Wünsche konkrete Vorschläge. Beispiel: „Ich wünsche mir, dass wir regelmäßig wieder ins Kino gehen."
- Fragen Sie nach den Ansichten der Betroffenen. Nutzen Sie die Gelegenheit, ihr Verhalten besser zu verstehen und Ihren eigenen Standpunkt zu erklären.
- Suchen Sie am Ende gemeinsam eine Lösung.

Wenn das Gespräch auf diese Weise zu einer konstruktiven Lösung führt, haben Sie beide davon profitiert.

So sollten Sie nicht reden!

Natürlich gelingt es nicht immer, die eben formulierten Empfehlungen fürs konstruktive Streiten perfekt umzusetzen. Das ist auch nicht schlimm, es ist schon viel gewonnen, wenn Sie sich daran orientieren. Dem gegenüber stehen einige Formulierungen, die Sie auf jeden Fall vermeiden sollten. Ein paar Beispiele:

Essstörungen verstehen

Körperkontakt kann schwierig sein. Nähe und Distanz sind schwierige Themen für Menschen, die an einer Essstörung erkrankt sind. Sie meiden häufig den Körperkontakt und möchten andere nicht an sich heranlassen. Es gibt aber auch Momente, in denen das Kind bewusst die Nähe sucht. Gerade für Eltern ist dieses ambivalente Verhalten nicht einfach zu verstehen. Wenn Sie merken, dass es Ihrem Kind nicht gut geht, würden Sie es bestimmt gerne in den Arm nehmen. Doch Sie wissen nicht, wie es in diesem Moment reagieren wird und ob Sie eine schmerzliche Zurückweisung erleben müssen. So schwer es ist, seien Sie geduldig.

- „Warum hörst du schon wieder auf mit dem Essen?"
- „Du bist viel zu dünn für dein Alter."
- „Hast du dich im Spiegel angeschaut? Du siehst wirklich schlimm aus."
- „Hast du denn nun endlich mal zugenommen? Wenigstens 1 kg?"
- „Ich werde in Zukunft genau notieren, was du isst. Das geht so nicht weiter."
- „Ab morgen bin ich jeden Tag beim Wiegen dabei. Wir notieren dein Gewicht und dann hast du alles schwarz auf weiß."
- „Alleine gehst du mir nicht mehr auf Toilette."
- „Mit ein bisschen Willenskraft wirst du es doch wohl schaffen."
- „Lass mich mal in deine Schublade schauen. Dort hast du doch bestimmt wieder Abführmittel."

Sätze wie diese können dazu beitragen, dass ein Konflikt eskaliert. Aber auch beim Versuch, ein konstruktives Streitgespräch zu führen, kann es sein, dass irgendwann doch die Emotionen hochkochen.

→ Ziehen Sie die Notbremse

Wenn es laut wird, nur noch Vorwürfe ausgetauscht werden und eine konstruktive Lösung unerreichbar scheint, kann es sinnvoll sein, ein Gespräch abzubrechen. Verlassen Sie den Raum, gehen Sie vielleicht sogar eine Runde spazieren. Wenn Sie das Thema weiter beschäftigt, versuchen Sie es in einem ruhigeren Moment erneut.

Seien Sie ein guter Zuhörer
Selbstverständlich sind nicht all Ihre Gespräche Streitgespräche. Sie wollen auch für die Betroffene da sein, ihr ein offenes Ohr anbieten. Doch Menschen mit einer Essstörung können manchmal durchaus abwei-

send sein, was nicht einfach zu ertragen ist. Ebenso wird es aber auch vorkommen, dass Sie für Ihr Kind als Zuhörer ganz wichtig sind. Ob es Sie als Gesprächspartner sucht, ist unter anderem davon abhängig, wie Sie ihm begegnen.

Es ist von Bedeutung, dass sich die Betroffene verstanden fühlt. Dies können Sie ihr vermitteln, indem Sie sie aussprechen lassen, ihr aufmerksam zuhören und ihr das Gefühl von Vertrauen und Wärme schenken. Auch als Zuhörer ist es wichtig, sachlich zu bleiben und nicht zu kommentieren. Aussagen wie „Oh nein, so hätte ich mich nicht verhalten" sind Gesprächskiller. Sie können dazu führen, dass die Betroffene innerlich blockiert und das Gespräch abbricht. Bewerten Sie die Aussagen nicht. Fragen Sie nach, wenn Sie etwas nicht verstanden haben, und versuchen Sie, sich in die Lage Ihres Gegenübers zu versetzen.

Motivieren Sie, indem Sie die richtigen Fragen stellen

Während der Therapie können Sie der Betroffenen helfen, indem Sie ihre Motivation stärken, die Essstörung loszuwerden und in einen gesunden und unbeschwerten Alltag zurückzukehren. Vielleicht kommt Ihnen das „zu wenig" vor. Doch es ist sehr viel. Wichtig dabei ist aber, dass Sie die richtige Sprache verwenden. Hierzu einige Beispiele:

- **Bei Veränderungen:** „Was würdest du anders machen, wenn du könntest?" „Wie würdest du dich dabei fühlen?"
- **Schule und Beruf:** „Hast du schon überlegt, wer dir in der Schule helfen könnte?" „Wie sieht es eigentlich im Büro aus, wer kann dich hier unterstützen?"
- **Soziale Kontakte:** „Hast du schon einmal darüber nachgedacht, wie du wieder mehr Kontakt zu deinen Freunden finden könntest?"

Seien Sie vorbereitet, aber auch offen für die Antworten, die die Betroffene Ihnen gibt. Vielleicht hat Ihre Tochter im Gespräch neue Gedanken und Ideen, die Sie zulassen sollten. Denken Sie immer daran: Was zählt, ist ihre Entscheidung und ihr Wille.

ℹ️ **Missverständnisse immer ansprechen:** Haben Sie die Befürchtung oder das Gefühl, dass die Betroffene etwas falsch verstanden haben könnte und Ihre Botschaft nicht angekommen ist, fragen Sie nach. Gleiches gilt natürlich auch umgekehrt. Wenn Sie nicht sicher sind, ob Sie etwas richtig verstanden haben, sprechen Sie darüber.

Einander wertschätzen

Auch unter den Vorzeichen der Erkrankung ist es möglich, ein gegenseitiges Verständnis und ein gutes Miteinander zu entwickeln.

Das Zusammensein im Alltag ist nicht mehr so wie vorher. Die Veränderungen, die sich durch die Erkrankung und auch die Therapie ergeben, können das Verhältnis untereinander beeinflussen. Vielleicht war es vor der Erkrankung schwierig, sich unbeschwert gegenüberzutreten, und nun wachsen Sie stärker zusammen. Möglich ist aber auch, dass es komplizierter wird, Zugang zur Betroffenen zu bekommen. Dies kann sich auch im Laufe der Therapie immer wieder ändern. Haben Sie Geduld und versuchen Sie, mit der Zeit einen guten Weg zu finden, wertschätzend miteinander umzugehen.

Sehen Sie die Person, nicht die Erkrankung

Machen Sie sich bewusst, dass die Erkrankung die Persönlichkeit verändert. Die Essstörung nimmt die Betroffene ganz und gar in Beschlag, bestimmt ihre Gedanken und ihren Alltag. Sie ist Teil von ihr. Dies immer wieder festzustellen, ist für Sie sicher schlimm. Aber auch die Betroffene selbst leidet darunter. Emotionale Zuneigung und Wärme tun ihr in dieser Zeit gut. Sie schaffen eine Atmosphäre ohne Angst und Sorge. Ein wertschätzendes Verhalten der Betroffenen gegenüber stärkt ihr Selbstwertgefühl und bringt ihr Sicherheit und Geborgenheit. Die Chance wächst, dass sie offen wird für Veränderungen.

Hier ein paar Fragen, die Sie der Betroffenen stellen können und die ihr zeigen, wie wertvoll sie als Mensch für Sie ist:

- „Wie geht es dir?"
- „Was wünschst du dir von mir?"
- „Wie kann ich dir am besten helfen?"
- „Wie schaffe ich es, dass du dich von mir verstanden fühlst?"

Mit Blockaden umgehen

Es kann Momente oder Phasen geben, in denen Sie keinen Zugang zu Ihrem Kind haben. Solche Situationen können sich zum Beispiel ergeben, wenn Ihre Tochter die Therapie abbricht. Sie können sie nicht dazu motivieren, weiterzumachen. Sie ist nicht bereit für Veränderungen. Auch wenn Sie beharrlich bleiben, zeigt sich kein Erfolg. Irgendwann kommt vielleicht der Punkt, an dem Sie aufgeben. Sie fühlen sich hilflos und wissen nicht weiter. Unter Umständen entwickelt sich auch Zorn und Wut, was die Situation für Sie nicht einfacher macht.

Essstörungen verstehen

Vermitteln Sie ein Stück Normalität. Wie schon erwähnt, ist es immer wieder wichtig, daran zu denken, die Betroffene nicht auf die Essstörung zu reduzieren. Versuchen Sie, den Menschen in den Mittelpunkt zu stellen – und dies auch im Alltag. Wenn möglich, bitten Sie Ihr Kind, auch im Weiteren im Haushalt zu helfen. Unterstützen Sie es dabei, sich weiterhin mit Freunden zu treffen und seinen Hobbys nachzugehen. Unternehmen Sie mit Ihrem Kind gemeinsame Dinge und zeigen Sie ihm, dass es liebenswerte Stärken hat.

→ Seien Sie auf schwierige Phasen gefasst

Sie werden sich besser fühlen, wenn Sie von der Betroffenen nicht so viel erwarten. Rechnen Sie immer damit, dass es Phasen gibt, in denen sie nicht zugänglich ist. Dann werden Sie nicht so enttäuscht.

Überlegen Sie, wie Sie am besten mit solchen Situationen umgehen und mit dem Verhalten zurechtkommen können. Hinterfragen Sie, warum Ihr Kind so reagiert. Machen Sie sich stets bewusst, dass es sich nicht so verhält, um Sie zu ärgern, sondern weil es in dem Moment keine andere Lösung für seine Probleme oder Konflikte sieht. Was können Sie ertragen, was möchten Sie nicht zulassen?

Machtspiele vermeiden

Wie Sie nun wissen, ist die Essstörung häufig verbunden mit dem Wunsch nach Abgrenzung und Selbstständigkeit. Die Betroffenen, insbesondere Kinder und Jugendliche, nehmen innerhalb der Familie häufig auch eine machtvolle Position ein. Sie wollen den Alltag bestimmen. Wenn Sie dies als Eltern durchschauen und nicht mehr alles mit sich machen lassen, reagieren sie häufig sehr heftig. Nicht selten kommt es auch zu Anfeindungen, die sehr verletzend sein können.

Gleichzeitig sehen Sie aber auch, wie Ihr Kind leidet. Ein Gefühl der Überforderung und Hilflosigkeit macht sich breit. Wichtig ist, sich immer wieder vor Augen zu halten, dass die Betroffene es nicht persönlich meint. Es ist nicht ihre wahre Haltung Ihnen gegenüber, es ist die Erkrankung, die ihr Verhalten beeinflusst.

Versuchen Sie auch hier, in einer ruhigen Minute mit Ihrem Kind darüber zu sprechen. Denn Streitereien und Machtkämpfe bringen Sie hier nicht weiter. Äußern Sie Ihre Gefühle: „Ich habe das Gefühl, du möchtest deine Situation nicht ändern. Was können wir tun?" Doch auch hier gilt: Üben Sie keinen Druck aus.

Manchmal reicht es, einfach da zu sein

Oftmals wissen Angehörige nicht, wie sie sich in gewissen Situationen verhalten sollen, wenn sie beispielsweise feststellen, dass ihr Sohn erneut Geld aus ihrem Portemonnaie entwendet hat oder ihre Tochter trotz Sportverbot beim Joggen war. In solchen Momenten fragen Sie sich vielleicht, was Sie tun oder wie Sie helfen können. Dabei geht es manchmal gar nicht darum, viel tun zu müssen. Denn oftmals können Sie tatsächlich nichts tun. Machen Sie sich dann keine Vorwürfe. Seien Sie einfach für die Betroffene da. Versuchen Sie, die schwere Situation zu überstehen. Wird die Belastung für Sie zu groß, holen Sie sich Hilfe (siehe S. 120).

→ **Wenn sich die Betroffene zurückzieht**

Situationen, in denen sich die Betroffene zurückzieht, werden Sie immer wieder erfahren. Dies kann Ausdruck der Pubertät sein oder auch mit der Essstörung im Zusammenhang stehen: Eine soziale Isolation ist typisch für die Erkrankung. Wenden Sie sich hier nicht von ihr ab. Indem Sie sie während der Therapie begleiten und sie emotional unterstützen, vermitteln Sie ihr Ihre Wertschätzung. Damit leisten Sie einen wertvollen Beitrag zur Genesung.

Gemeinsame Aktivitäten können guttun

An einer Essstörung erkrankte Menschen ziehen sich in der Regel sehr aus dem Familienleben zurück. Der Grund dafür liegt nicht nur darin, dass sie genug mit sich selbst, dem Essen, der Figur und dem Körpergewicht zu tun haben. Hinzu kommt auch die Angst, der Mutter, dem Vater und den Geschwistern zur Last zu fallen. Sie wissen, dass diese sich Sorgen machen, und dies belastet sie sehr.

Helfen Sie der Betroffenen, diese Gefühle nicht zu stark werden zu lassen. Schlagen Sie ihr beispielsweise vor, etwas zu unternehmen. Vielleicht sind Sie früher gerne ge-

---

✗ **Es sollte nicht ums Essen gehen:** Wenn Sie Vorschläge für gemeinsame Aktivitäten machen, sollten Sie darauf achten, dass diese nichts mit Essen zu tun haben. Auch wenn es der Betroffenen schon besser geht, ist beispielsweise ein Restaurantbesuch für sie möglicherweise noch kein Grund zur Freude, sondern eher ein Anlass für Stress (S. 133).

meinsam ins Kino gegangen oder Sie haben zusammen zu Hause Musik gehört. Nehmen Sie es aber nicht persönlich, wenn sie das Angebot ablehnt. Denken Sie dann daran, dass es die Krankheit ist, die sie abhält.

Kleine Erfolge ansprechen und feiern
Die Hoffnung bleibt, dass die Betroffene wieder gesund wird und dass ein gutes Miteinander in der Familie wächst. Viele Betroffene schaffen es, die Krankheit zu überwinden, und finden in ihr Leben zurück. Allerdings sollten Sie sich darauf einstellen, dass dies einige Monate, vielleicht Jahre, dauert. Die Krankheit kann einen auch ein Leben lang begleiten.

Machen Sie sich bewusst, dass die Betroffene auch nach einem Klinikaufenthalt nicht gesund ist. Es ist aber durchaus möglich, dass sie auf einem guten Weg der Besserung ist. Sie brauchen weiterhin Geduld. Die Entwicklung wird in kleinen Schritten vorangehen, wenn es gelingt, die Betroffene zu fordern, nicht aber zu überfordern. Dazu müssen Sie immer wieder gemeinsam darüber reden, was möglich ist. Hilfreich sind Anerkennung und Lob für kleine Erfolge. Sprechen Sie über die Fortschritte, heben Sie sie hervor und betonen Sie, wie stolz Sie auf die Betroffene sind.

Anzeichen dafür, dass eine Therapie anschlägt, können sein:
- Die Betroffene übernimmt zunehmend Selbstverantwortung.
- Die Stimmung bessert sich. In Gesprächen mit ihr ist weniger Anspannung zu spüren.
- Sie spricht mit Ihnen auch wieder über andere Dinge als Essen, Körpergewicht und Figur.
- Die Betroffene geht wieder früheren Interessen oder Hobbys nach.

Wenn Sie einen solchen Fortschritt bemerken, überlegen Sie, was Sie „zur Feier des Tages" unternehmen können. Vielleicht planen Sie einen Besuch im Zoo oder einen Kinoabend. Indem Sie sich Zeit nehmen, zeigen Sie der Betroffenen, wie wichtig sie für Sie ist.

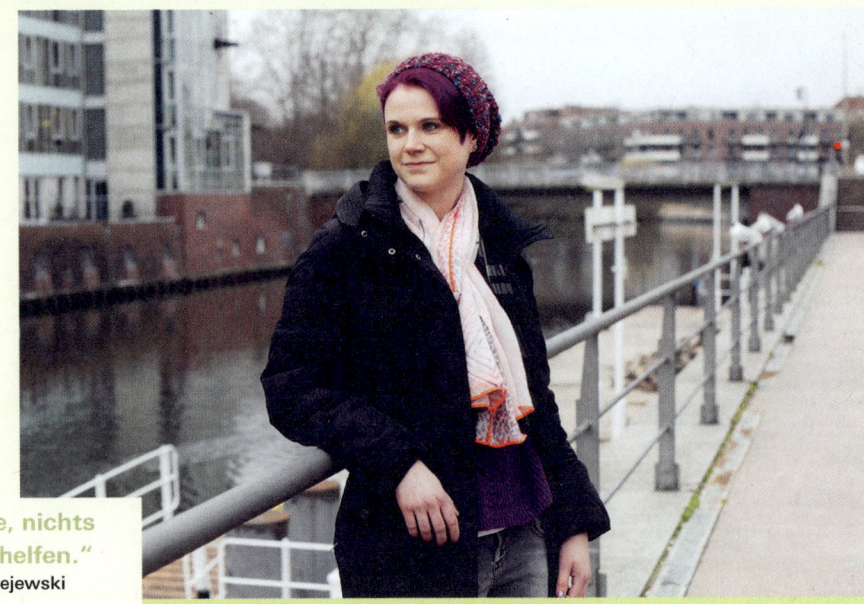

„Ich dachte, nichts
könne mir helfen."
Christine Maciejewski

Gesund zu sein, heißt sich immer wieder zu entscheiden

Die Geschichte von Christine Maciejewski

Christine Maciejewski ist vor wenigen Tagen aus der Klinik zurückgekehrt. Sie wirkt entspannt, heiter und zuversichtlich. Wegen Bulimie ist sie in der Klinik behandelt worden. Auf die Frage, ob sie sich gesund fühlt, sagt sie: „Was bedeutet gesund? Gesund sein oder gesund mit einer Essstörung umzugehen, bedeutet für jeden etwas anderes. Die Essstörung ist meine Schwachstelle, sie kann in schwierigen Situationen wieder auftreten. Ich würde daher nicht sagen, ich bin gesund, aber ich bin stabil." Ihr Umfeld weiß, dass sie in der Klinik war und nun wieder zurück ist. „Mittlerweile gehe ich relativ offen mit meiner Erkrankung um, weil ich gemerkt habe, dass dies für mich der Weg ist, der sich richtig und ehrlich anfühlt – denn darum geht es, ich selbst zu sein und dazu zu stehen."

„Ich habe mich angepasst"

Das Thema Figur und Gewicht begleitet Christine seit ihrem zehnten Lebensjahr. In diesem Alter setzt bei ihr – früher als bei den anderen Klassenkameradinnen – die Pubertät ein. Ihr Körper verändert sich und sie wird gemobbt, weil sie angeblich zu dick sei. Die Zeit der Pubertät ist auch in der Familie nicht einfach. „Ich konnte nur schwer eine eigene Haltung und ein gesundes Selbstbild entwickeln", erzählt sie. „Meine getrennt lebenden Eltern und Großeltern hatten jeweils unterschiedliche, zum Teil konträre Weltanschauungen, die sie mir vermitteln wollten. Ich stand stets zwischen den Polen. Ich habe früh gelernt mich anzupassen, auch außerhalb meiner Familie."

So glaubt sie auch, dass Abnehmen der einzige Weg sei, um endlich von ihren Klassenkameraden akzeptiert zu werden. Die

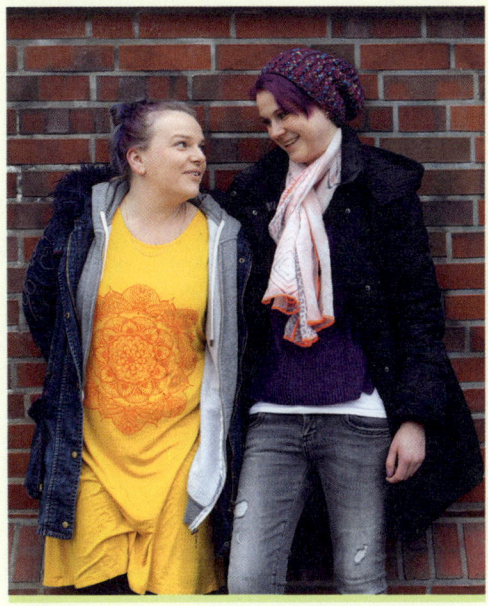
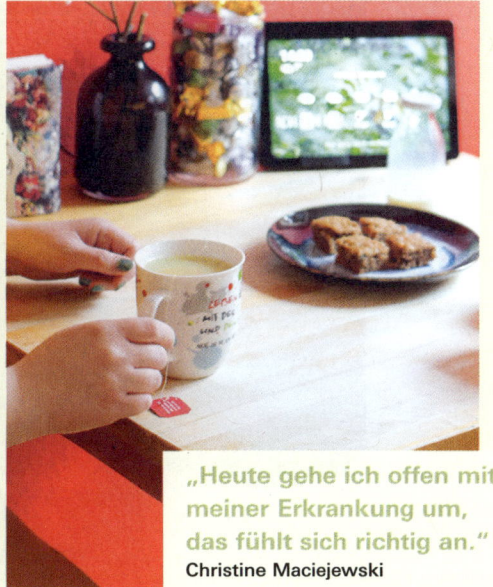

„Heute gehe ich offen mit meiner Erkrankung um, das fühlt sich richtig an."
Christine Maciejewski

Mutter, die – wie die Tochter heute weiß – selbst ein kritisches Essverhalten hat, unterstützt sie anfangs. „Ich hoffte, je weiter ich mich von dem Gewicht, bei dem ich gehänselt wurde, entfernen würde, desto besser und akzeptierter würde ich mich fühlen – ein Teufelskreis", erinnert sich Christine.

Zu jung für die Fachklinik

Mit 13 Jahren nimmt die Familie wahr, dass Christines Essverhalten sich verändert hat. Die Mutter geht mit ihr zu einer Beratungsstelle für Essstörungen. In dem Gespräch dort wird Christine erstmals bewusst, dass sie ein Problem hat. Zwar hat sie schon von Magersucht gehört, doch deckt sich ihre Vorstellung von der Erkrankung nicht mit dem, was sie selbst erlebt und empfindet. Doch weil Christine erst 13 ist, nimmt keine Fachklinik sie auf. Die Monate vergehen und irgendwann ist sie so dünn, dass sie in ein Krankenhaus eingewiesen wird. Als sie 14 ist, kommt sie endlich in eine Fachklinik.

Gesund zu werden, braucht unbedingt Zeit

Dort geht es ihr besser, doch die Familie drängt bald, dass sie wieder nach Hause kommt, um Fehlzeiten in der Schule zu vermeiden. „Ich kann nur allen Eltern empfehlen, ihrem Kind alle Zeit zu geben, die es braucht, um sich zu erholen. Angehörige wünschen sich, dass das Kind stabil aus der Klinik kommt und bleibt. Aber das geht nicht so schnell", sagt Christine. „Eine stabile Gesundheit zu erlangen, ist wichtiger als ein lückenloser Lebenslauf."

Als sie aus der Klinik kommt, hat sich ihr Essverhalten deutlich verbessert – sie ist jedoch immer noch untergewichtig. Sie schafft es, allein weiter zuzunehmen, während sie schon wieder die Schule besucht. Eine ambulante Therapie findet sie jedoch aufgrund der langen Wartezeiten nicht. Zwei Jahre später ist sie – ausgelöst durch eine Krise – wieder wegen ihres niedrigen Gewichts in der Fachklinik.

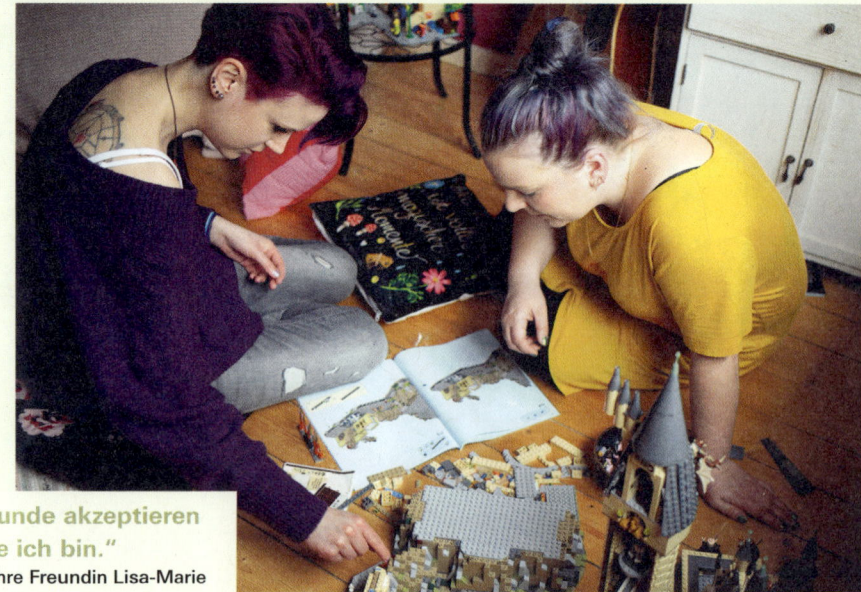

„Meine Freunde akzeptieren mich so wie ich bin."
Christine und ihre Freundin Lisa-Marie

Es geht nicht um Schuld

„Als ich erneut in die Klinik ging, hatte ich das Gefühl, versagt zu haben. Auch meine Mutter hat sich Vorwürfe gemacht", erinnert sie sich. Heute weiß sie, dass ihre Krankheit kein Versagen ist und niemand die Schuld daran hat. „Es ist ein Zusammenspiel vieler Faktoren und meine Essstörung ist eine normale Reaktion auf psychisch belastende Ereignisse. In der Therapie geht es nicht darum, einen Schuldigen zu finden, sondern die Hintergründe zu verstehen."

Umgang mit Gefühlen lernen

„Ein wichtiger Faktor war bei mir die Regulation von negativen Gefühlen. Auch Angehörige sollten ihren eigenen Umgang mit Emotionen kritisch hinterfragen. Viele Menschen kompensieren negative Gefühle auf eine ungesunde Art, wie beispielsweise mit Essen oder Alkohol. Insbesondere für Personen, die bereits von einer Essstörung betroffen sind, ist das Vorleben solch ungesunder Strategien gefährlich", spricht Christine aus Erfahrung. Ihr Vater verstarb vor einigen Monaten an Alkoholismus. Schon seit sie ein kleines Mädchen war, hat sie versucht, ihrem kranken Vater zu helfen. Ein Grund mehr nun für sie, sich für einen gesünderen Umgang mit ihren eigenen Emotionen zu entscheiden.

Die Frage nach einem gesunden Gewicht beschäftigt Christine sehr. Sie weiß: „Es ist notwendig, wieder einen normalen Gewichtsbereich zu erreichen, um dauerhaft stabil zu bleiben. Leider ist es in unserer Gesellschaft sehr schwierig, da es viele unterschiedliche Vorstellung gibt, was ein attraktives Aussehen und das dazugehörige Gewicht ist. Nicht jede Ansicht entspricht auch wirklich einem gesunden Körpergewicht."

Die Magersucht wird zur Bulimie

Bis zu ihrem 20. Lebensjahr kämpft Christine sich ohne Therapie und immer noch untergewichtig durch. Sie macht das Abitur,

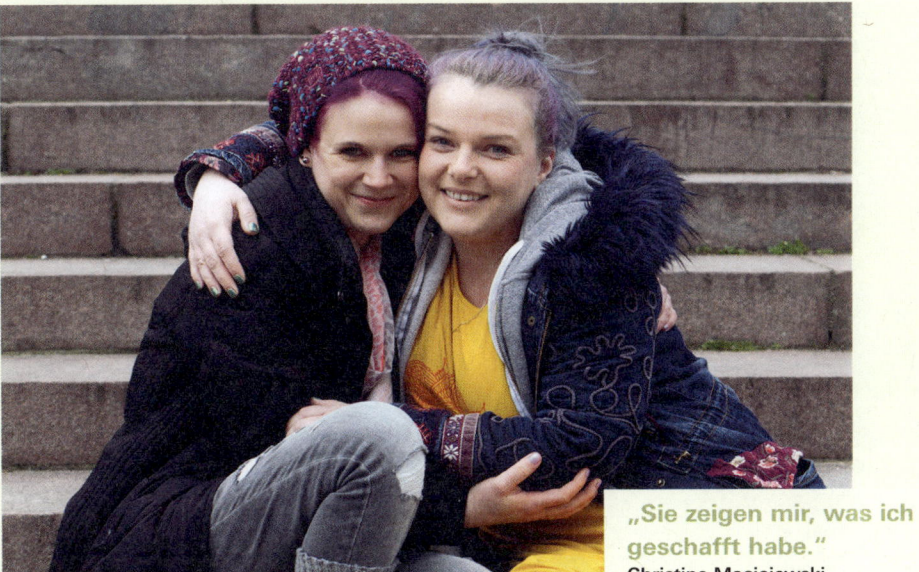

„Sie zeigen mir, was ich alles geschafft habe."
Christine Maciejewski

studiert, schließt alles mit Bestnoten ab. Ihre Familie ist mit ihrem Erfolg zufrieden, sie auf ihre Essstörung anzusprechen, meidet sie jedoch.

Während ihres Studiums ändert sich die Krankheit unmerklich. Christine will ihr Gewicht zwar weiterhin unter Kontrolle haben, aber sich und ihr Sozialleben nicht mehr wegen ihres Essverhaltens einschränken. Aus der Magersucht entwickelte sich eine Bulimie. „Alle dachten, mir ginge es besser, weil ich begonnen habe, unbeschwerter zu essen und sogar an Gewicht zugenommen habe. Dass ich mich nach jeder normalen Mahlzeit erbrochen und allabendlich Ess-Brech-Anfälle hatte, das wusste ja keiner."

Meine Freunde geben mir Halt

Ein enger Freund schöpft irgendwann Verdacht und spricht sie mehrmals an. Es dauert, bis er sie ermutigen kann, einen erneuten Therapieversuch zu wagen. „Ich habe irgendwann einfach keinen Ausweg mehr aus dieser langen Phase der Essstörung – über die Hälfte meines Lebens – gesehen und manchmal geglaubt, dass es einfach mein Schicksal sei. Ich dachte, nichts könne mir mehr helfen." Doch sie schafft es, nach über einem Jahr ambulanter Therapie sowie einem weiteren Klinikaufenthalt geht es ihr heute wieder besser. Ambulante Unterstützung nimmt sie dabei weiterhin in Anspruch, denn die Schwachstelle „Essstörung" bleibt. „Ein stets achtsamer Umgang mit mir selbst und meinen eigenen Bedürfnissen sowie die Unterstützung meiner Freunde helfen mir jedoch dabei, langfristig stabil zu bleiben", so Christine.

„Die meisten meiner Freunde und Bekannten wissen nun, dass ich eine Essstörung habe und verurteilen mich nicht dafür – wie ich immer befürchtet hatte. Sie akzeptieren mich so wie ich bin und zeigen Verständnis für mein Handeln", berichtet Christine. „Und sie zeigen mir auf, was ich alles schon geschafft habe. Das hilft mir sehr."

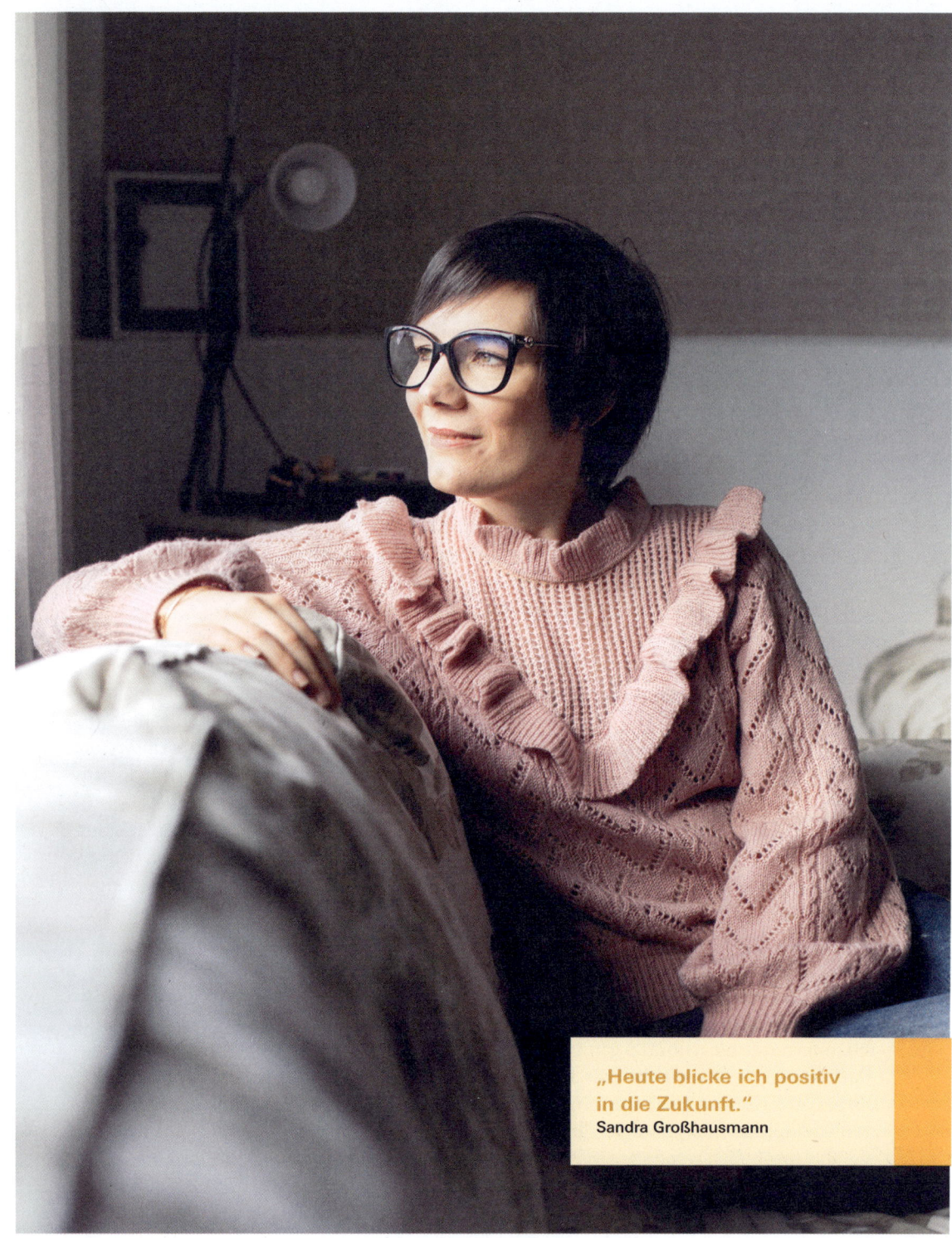

Bewusst in die Zukunft blicken

Der Betroffenen geht es besser. Doch die Krankheit ist mit Therapieende noch nicht überwunden. Eine Nachbehandlung ist wichtig. Mit der richtigen Vorbereitung lassen sich mögliche Rückfälle in den Griff bekommen.

Essstörungen heilen langsam. Je länger die Krankheit bestanden hat, desto mehr Geduld ist nötig, um sie zu überwinden. Die Entlassung aus der Klinik ist ein erster Meilenstein. Die Behandlung ist damit jedoch nicht zu Ende. Meist wird sie durch eine ambulante Psychotherapie fortgeführt, bis die Betroffene sich sicher fühlt und sich ihr Essverhalten dauerhaft normalisiert hat. In manchen Fällen sind therapeutische Wohngruppen oder Selbsthilfegruppen eine gute Möglichkeit, um mit Unterstützung anderer wieder in das Leben zurückzufinden. Auch Sozialarbeiter helfen weiter.

Aber Essstörungen, die scheinbar überwunden waren, können plötzlich wieder akut werden. Rückfälle sind keine Seltenheit. Am häufigsten treten sie in den ersten beiden Jahren nach der Therapie auf. Niemand muss sich deswegen Vorwürfe machen. Dieses Kapitel soll Sie über Rückfälle informieren und Sie darauf vorbereiten. Wenn Sie Bescheid wissen, können Sie beginnende Krankheitszeichen früh erkennen und besser damit umgehen. Sie können den Schreck schneller überwinden und die Betroffene erneut dabei unterstützen, professionelle Hilfe aufzusuchen.

Nachsorge ist wichtig

Am Ende der Therapie geht es darum, das Erreichte zu stabilisieren und die Rückkehr ins alltägliche Leben zu schaffen. Dabei helfen verschiedene Angebote der Nachsorge.

→ **Menschen, die nach einer Behandlung** aus der Klinik entlassen werden, sind auf dem Weg der Gesundung einen großen Schritt vorangekommen, aber sie sind (noch) nicht gesund. Denn die stationäre Behandlung in einer Fachklinik ist nur ein Teil der Therapie. Die durch die Psychotherapie angeregte Entwicklung der Persönlichkeit muss sich weiter entfalten und festigen, und das neue Essverhalten muss stabilisiert werden. Hier gilt es, das in der Klinik Erlernte zu Hause umzusetzen und zur alltäglichen Routine werden zu lassen. Das ist nicht immer leicht.

Nach der stationären Behandlung braucht es eine engmaschige ambulante Betreuung, die mindestens aus einem psychotherapeutischen und einem medizinischen Part besteht. Die Möglichkeiten zur Nachsorge im Anschluss an einen Klinikaufenthalt sind in Deutschland sehr vielfältig:

- Tagesklinik
- Regelmäßige Kontakte mit den Therapeuten der Klinik, Nachsorgetreffen
- Ambulante Psychotherapie, als Einzeltherapie oder als familienbasierte Therapie
- Psychotherapie über das Internet
- Selbsthilfegruppe
- Therapeutische Wohngruppe
- Apps zur Selbstreflexion, für Ernährungsprotokolle und/oder als Stimmungstagebuch

Lassen Sie sich hierzu von dem Therapeuten beraten und fragen Sie nach den jeweiligen Vor- und Nachteilen für die aktuelle Situation der Betroffenen. Viele Kliniken sind gut vernetzt mit den Therapeuten in der Region. Sie bereiten den Übergang von der stationären in die ambulante Behandlung mit der Patientin vor und sorgen dafür, dass die nachfolgende Therapie nahtlos anschließen kann. Kommt es zu Wartezeiten, ist eine Überbrückung notwendig (z. B. mit Unterstützung einer psychosomatischen oder psychiatrischen Institutsambulanz).

Einen nahtlosen Übergang sicherstellen

Doch leider läuft es nicht überall so gut; manchmal gibt es keine oder nur ungenügende Absprachen zwischen den stationären und ambulanten Behandlern. Dann erleben Patienten die Rückkehr aus der Klinik in das normale Leben als harten Bruch. Sie und auch ihre Familien fühlen sich überfordert und alleingelassen.

Lassen Sie es nicht so weit kommen. Drängen Sie darauf, dass die ambulante Betreuung direkt im Anschluss an den Klinikaufenthalt beginnt. Die Weiterbehandlung muss vor der Entlassung geregelt sein. Es kann sein, dass es in Ihrer Nähe keinen Therapeuten gibt, der Erfahrungen mit Essstörungen hat, oder dass es gerade keinen freien ambulanten Therapieplatz gibt. Dann sollte die Nachbehandlung durch einen Therapeuten von außerhalb erfolgen, zum Beispiel als Psychotherapie über das Internet. Besprechen Sie mit den Therapeuten in der Klinik, wie Sie hier vorgehen sollen.

Nicht zu früh nach Hause

Manchmal werden Patienten aus Kostengründen oder weil sie selbst oder Angehörige drängen, zu einem Zeitpunkt entlassen, in dem sich Psyche und Körpergewicht noch nicht ausreichend stabilisiert haben. Der Zustand ist noch unsicher und es besteht die Gefahr, dass er im weniger geschützten Rahmen außerhalb der Klinik ins Wanken kommt. Bei Magersucht etwa sollte eine Entlassung nach allgemeiner Expertenempfehlung erst erfolgen, wenn erwachsene Patienten mindestens einen BMI von 18,5 erreicht haben. Auch für Kinder und Jugendliche wird ein Mindestgewicht empfohlen, nämlich 10. BMI-Altersperzentile, besser aber 25. BMI-Altersperzentile (siehe Service, S. 168). Dieses Körpergewicht sollte die Patientin stabil über einen bestimmten Zeitraum gehalten haben.

→ **Behandlung verlängern?**

Falls Sie den Eindruck haben, dass die Entlassung zu früh angesetzt wurde, sprechen Sie das an. Fragen Sie nach Gründen, warum man schon jetzt eine Entlassung in Erwägung zieht. Sie können die Klinik nicht zwingen, den Aufenthalt zu verlängern, aber es kann helfen, wenn Sie es mit Nachdruck wünschen. Umgekehrt wirkt ein sehr langer stationärer Aufenthalt auch nicht immer förderlich, dann ist eventuell eine Intervallbehandlung sinnvoll.

Das Ziel der Nachsorge ist es, die Erfolge der Therapie zu stabilisieren und zu vertiefen und die Patientin in der Bewältigung ihres Alltags zu unterstützen. Konkret geht es beispielsweise darum, das in der Klinik erzielte Körpergewicht zu halten. Bestenfalls entwickelt es sich sogar in die gewünschte Richtung weiter.

Die Rückkehr planen

Es ist wichtig, dass die Betroffene und Sie gut auf die Phase nach der Klinik vorbereitet sind. Stellen Sie sich den Alltag vor und schreiben Sie die Fragen auf, die Ihnen durch den Kopf gehen. Diese Fragenliste könnte eine Grundlage für Ihr Gespräch mit den Klinik-Therapeuten sein:

- Wie viele Mahlzeiten braucht die Betroffene am Tag?
- Muss ich mich darum überhaupt kümmern oder sorgt sie selbstständig für sich?
- Wie viele Kalorien benötigt sie täglich und worauf kommt es bei der Zusammenstellung des Speiseplans an?
- Wie können wir die Familienmahlzeiten gestalten?
- Wie kann sie die Rückkehr in den Freundeskreis oder den Sportverein handhaben?
- Was passiert in alltäglichen Stresssituationen, die es in der Klinik so nicht gegeben hat?

Überdenken Sie die Anweisungen, die Sie möglicherweise von der Klinik erhalten. Ist Ihnen klar, wie Sie handeln sollen? Fragen Sie nach und lassen Sie es sich erklären – am besten schon vor der Entlassung, damit Sie gut vorbereitet sind. Fragen Sie auch nach, was Sie tun sollen, wenn es schlecht läuft und die Betroffene in ihre alten Verhaltensweisen zurückfällt. Wichtig ist, dass die Antworten Ihnen Sicherheit geben.

Der Alltag mit all seinen Facetten

Fragen Sie auch nach Hilfe bei der Wiedereingliederung in die Schule, in die Ausbildung oder am Arbeitsplatz. Ganz praktische Unterstützung können Sozialarbeiter des Krankenhauses geben oder der Sozialpsychiatrische Dienst Ihrer Kommune. An manchen Schulen arbeiten auch Sozialpädagogen, deren Aufgabe es unter anderem ist, Schülern nach langer Krankheit bei der Rückkehr in den Unterricht zu helfen. Oft braucht es darüber hinaus Unterstützung durch den Psychotherapeuten, um den Übergang gut zu schaffen.

Hier gibt es viele Fragen zu klären, die auch Sie als Eltern oder Lebenspartner betreffen können:

- Wer informiert die Schule beziehungsweise den Betrieb über die bevorstehende Rückkehr? Wer spricht mit dem Klassenlehrer?
- Wie viel sollte man dem Vorgesetzten erzählen?
- Wie reagiert man auf verletzende Kommentare von Mitschülern oder Kollegen?
- Was ist beim gemeinsamen Essen in der Kantine oder in der Pause zu beachten?

Andere, möglicherweise schwierige Alltagssituationen können schon während der stationären Behandlungsphase ausprobiert und trainiert werden, wie Kochen, Einkaufen oder Restaurantbesuche. Manche Kliniken sehen vor, dass Patienten in der letzten

> **Was sollen andere erfahren?** Die Frage, wie detailliert Lehrkräfte oder Vorgesetzte informiert werden, sollte möglichst nicht über den Kopf der Betroffenen hinweg entschieden werden. Denn sie wird dem Lehrer oder Chef bald gegenüberstehen und sollte sich in der Situation wohlfühlen. Gerade bei Vorgesetzten spielt das individuelle Vertrauensverhältnis eine große Rolle. Zu viel zu verheimlichen, kostet Kraft. Daher kann Mut zur Offenheit manchmal ein guter Weg sein. Mehr dazu auf S. 96.

Behandlungsphase Wochenenden zu Hause verbringen, um zu testen, wie sie mit dieser neuen/alten Situation zurechtkommen (siehe S. 57).

Generell ist eine gute Vorbereitung das A und O. Wer viele Situationen schon einmal durchgespielt und jeweils einen Weg für sich gefunden hat, der braucht keine Angst zu haben. Möglicherweise sind erste Schulbesuche beziehungsweise erste Arbeitsversuche schon von der Klinik aus möglich. Das hat den Vorteil, dass der Übergang in diesen Teil des Alltags sehr eng begleitet werden kann und die Betroffene ihre ersten Erfahrungen direkt mit dem Therapeuten besprechen kann.

Schrittweise Rückkehr in das Arbeitsleben

Nach einer langen Krankheitsphase ist kaum jemand direkt so leistungsfähig wie zuvor. Die Spannkraft und die Kondition reichen noch nicht für einen langen 8-Stunden-Arbeitstag. Deswegen hat der Gesetzgeber für Arbeitnehmer und Beamte nach lang andauernder Erkrankung Möglichkeiten einer stufenweisen Wiedereingliederung am Arbeitsplatz geschaffen:

▸ **Hamburger Modell:** Die umgangssprachlich als „Hamburger Modell" bezeichnete Form der Wiedereingliederung ist in § 74 des Sozialgesetzbuchs (SGB) V festgeschrieben. In der Phase der Wiedereingliederung ist der Arbeitnehmer noch krankgeschrieben und erhält weiterhin Kranken- oder Übergangsgeld von der Kranken- oder Rentenversicherung. Für den Arbeitgeber entstehen also keine Kosten, während der Mitarbeiter zunächst nur wenige Stunden und dann langsam immer mehr zu arbeiten beginnt. Der Arbeitgeber ist nicht verpflichtet, die Wiedereingliederung nach dem Hamburger Modell durchzuführen. Dennoch lohnt es sich, danach zu fragen, wenn der behandelnde Arzt es für sinnvoll hält. Wie lange diese Phase dauert und wie sie zu gestalten ist, entscheidet der Arzt immer im Einzelfall.

Essstörungen verstehen

Motivieren, aber vor Überforderung schützen. Unterstützen Sie die Betroffene darin, ihre Rückkehr ins Arbeitsleben so durchzuführen, wie sie es für sich gut findet. Respektieren Sie ihre Ängste, aber machen Sie ihr auch Mut. Vermitteln Sie ihr, dass Sie ihren Fähigkeiten vertrauen. Achten Sie dennoch darauf, dass sie sich nicht überfordert – es ist das Wesen vieler Menschen mit einer Essstörung, dass sie immer perfekt sein wollen und schnell das Maß verlieren.

▸ **Betriebliches Eingliederungsmanagement:** Parallel zum Hamburger Modell gibt es das Betriebliche Eingliederungsmanagement (BEM), das im SGB IX gesetzlich verankert ist. Demnach müssen Arbeitgeber einem Beschäftigten, der innerhalb eines Jahres länger als sechs Wochen ununterbrochen oder wiederholt arbeitsunfähig war, ein BEM anbieten. Laut Gesetz hat der Arbeitgeber zu klären, „wie die Arbeitsunfähigkeit möglichst überwunden werden und mit welchen Leistungen oder Hilfen erneuter Arbeitsunfähigkeit vorgebeugt und der Arbeitsplatz erhalten werden kann." Einzelheiten sind nicht gesetzlich festgeschrieben, damit die Ausgestaltung individuell nach den Bedürfnissen des Mitarbeiters und des Betriebes beziehungsweise der Dienststelle erfolgen kann. Der Beschäftigte entscheidet selbst, ob er das BEM für sich in Anspruch nehmen möchte.

Nach Hause oder in eine Wohngruppe?

Bei der Rückkehr in die Familie sind Eltern, Geschwister oder Partner gefragt, wenn das gemeinsame Leben mit neuem Vorzeichen im altvertrauten Rahmen stattfindet. Das fordert alle Beteiligten. Man muss sich wieder aneinander gewöhnen, Erinnerungen an die schwere Zeit vor dem Klinikaufenthalt überwinden und das Miteinander neu gestalten, wie es im vorherigen Kapitel beschrieben ist. So sehr sich Patienten einerseits auf ihr Zuhause freuen, so sehr fürchten sie sich zugleich davor, dorthin zurückzukehren. Die vertraute Umgebung ist oft mit unangenehmen Gedanken an die Krankheit verbunden, die sofort wieder präsent sind: der Schreibtisch, in dem die Abführmittel versteckt waren, oder der Kleiderschrank, in dem Chips und Süßigkeiten gehortet wurden, und so weiter.

Wenn die Betroffene noch Abstand von zu Hause braucht oder wenn die häusliche Situation in irgendeiner Weise nicht gesundheitsförderlich ist, sind therapeutische Wohngruppen oft eine gute Lösung. Hier können Patienten mit therapeutischer Unterstützung langsam wieder in den Alltag, in die Schule oder in den Beruf zurückfinden. Eine Wohngruppe ist allerdings meist kein Ersatz für eine ambulante Psychotherapie als Nachbehandlung, sondern ergänzt sie. Nähere Auskünfte hierzu geben Kliniken und das Jugendamt.

Selbsthilfegruppen geben Halt
Eine sehr wertvolle Unterstützung im Rahmen der Nachsorge können Selbsthilfegruppen sein. In manchen Regionen gibt es spezielle Gruppen jeweils für Menschen mit Magersucht, Bulimie und Binge-Eating-Störung. Andernorts sind es offene Angebote für alle Arten von Essstörungen. Hier können sich Betroffene untereinander austauschen, voneinander lernen und sich unterstützen. Wenn Sie in Ihrer Nähe kein entsprechendes Angebot finden, können Sie im Internet schauen. Mittlerweile gibt es auch Selbsthilfegruppen, die online stattfinden (siehe Service S. 171).

Im Anschluss an die ambulante Therapie
Eine ambulante Psychotherapie wird bei Essstörungen mit einem milden Verlauf durchgeführt oder als Nachbehandlung nach einem Klinikaufenthalt oder einer teilstationären Therapie. Auch am Ende der ambulanten Psychotherapie ist es erforderlich, die Patientin im Alltag weiter zu begleiten. Dann ist sofort Hilfe möglich, falls der erreichte Zustand in belastenden Situationen zu schwanken beginnt. Dazu sollten regelmäßige Rücksprachetermine beim Psychotherapeuten und beim Hausarzt vereinbart werden. Auch die regelmäßige Teilnahme an einer Selbsthilfegruppe kann Betroffene stützen.

→ **Das Erreichte würdigen**
Unterstützen Sie die Betroffene in der Nachbehandlung. Stärken Sie ihre Motivation und Geduld, indem Sie mit ihr zusammen die Erfolge betrachten, die sie in der Therapie erzielt hat.

Mit Restsymptomen leben lernen
Die Heilung von einer Essstörung ist trotz intensiver therapeutischer Bemühungen oft nicht vollständig. Ein Rest von Krankheitszeichen kann bestehen bleiben. Manche werden über die Jahre schwächer, manche begleiten die Betroffenen ein Leben lang. Wie bei anderen chronischen Erkrankungen geht es dann darum, das Leben mit der Erkrankung so gut wie möglich zu gestalten. Häufig bleibt zum Beispiel trotz Normalisierung des Körpergewichts eine sogenannte Körperschemastörung bestehen:

Körperschemastörung
Betroffene können sich im Spiegel nicht objektiv wahrnehmen, sondern „sehen" sich nach wie vor als dick. Sie brauchen daher auch später oft einen Angehörigen oder gu-

> **Risikosportarten vermeiden.** Wie im zweiten Kapitel (siehe S. 52) beschrieben, kann vor allem nach einer schweren Magersucht die Knochenhärte gering sein. Aufgrund der Osteoporose besteht eine erhöhte Gefahr für Knochenbrüche, sodass Betroffene in der Zukunft besser auf Risikosportarten wie Skifahren, Mountainbiking oder Reiten verzichten. Eine Untersuchung bei einem spezialisierten Orthopäden oder einem Osteologen kann hier Sicherheit bringen.

ten Freund, der ihnen sagt, dass alles in Ordnung ist und sie nur eine verzerrte Wahrnehmung haben. Je nach der aktuellen Situation kann es dann auch sinnvoll sein, ein Gespräch mit einem Therapeuten zu suchen.

Ein anderes typisches „Überbleibsel" ist übermäßiger Leistungsdruck, den die Betroffenen sich oft zeitlebens machen.

Auch Folgeerkrankungen der Essstörung können noch länger bestehen. Bei Frauen und Mädchen mit Magersucht dauert es beispielsweise häufig viele Monate, bis der hormonelle Zyklus wieder funktioniert und die Monatsblutungen regelmäßig eintreten. So lange ist eine Schwangerschaft meist nicht möglich. Trotzdem, wenn kein Kinderwunsch besteht, sollte unbedingt verhütet werden. Um den Menstruationszyklus inklusive Eisprung wieder in Gang zu bringen, erhalten betroffene Frauen oft eine Zeit lang ein Hormonpräparat.

Mit Rückfällen umgehen

Der Weg aus der Essstörung ist meist uneben. Es geht auf und ab; manchmal rutscht man aus. Dann heißt es: aufstehen und sich wieder neu auf den Weg machen.

Leider ist es so: Rückfälle gehören zu einer Essstörung dazu. Die Mehrzahl der Erkrankten erlebt einen oder mehrere Rückfälle. Tendenziell am häufigsten sind Menschen mit einer Magersucht betroffen. Bei der Bulimie kommen Rückfälle etwas seltener vor, weniger noch bei einer Binge-Eating-Störung. Betroffene sollten wissen, dass so etwas passieren kann – und Angehörige natürlich auch.

Wie schon erwähnt, treten Rückfälle meist innerhalb der ersten beiden Jahre nach Entlassung aus der Klinik auf, vor allem in den ersten Monaten nach dem Klinikaufenthalt, wenn die Patienten versuchen, im Alltag wieder Fuß zu fassen. Oft sind dabei die Belastung und der Stress so groß, dass das neu erlernte Verhalten wie ein Kartenhaus zusammenfällt.

Auf Rückfälle gefasst sein

Betroffene und Angehörige sollten nicht unvorbereitet in diese Situation geraten. Ist sie erst eingetreten, sind die Gefühle meist so aufgewühlt, dass nüchternes Handeln schwierig ist. Dann ist es gut, einen Handlungsplan in der Tasche zu haben. Sprechen Sie das Thema Rückfall vor der Entlassung an, wenn die Therapeuten in der Klinik es nicht selbst tun.

Nehmen Sie eine Notfall-Telefonnummer mit nach Hause, an die Sie sich gegebenenfalls wenden können. Denn bei einem Rückfall braucht die Betroffene therapeutische Hilfe. Es ist gut, wenn Sie über den typischen Krankheitsverlauf Bescheid wissen und unaufgeregt handeln können. Lassen Sie sich erklären, wie Sie sich bei einem Rückfall verhalten sollen.

→ **Rückfallprophylaxe in der Therapie**

Die Rückfallprophylaxe ist ein wichtiger Therapiebaustein gegen Ende der Behandlung. Manche Therapeuten erarbeiten mit den Patienten eine Art Notfallkoffer mit Strategien, um einem Rückfall vorzubeugen bzw. ihn schnell zu überwinden.

Sprechen Sie mit der Betroffenen offen über die Möglichkeit eines Rückfalls. Sie hat wahrscheinlich während ihres Klinikaufenthalts schon davon gehört. Damit zeigen Sie ihr, dass Sie Bescheid wissen. Sollte ein Rückfall eintreten, muss sie sich Ihnen ge-

Essstörungen verstehen

Umwege gehören dazu. Es ist keine Katastrophe, wenn die Krankheitszeichen plötzlich wieder da sind. Die Betroffene hat sich in der Therapie Strategien erarbeitet, um die Erkrankung zu bekämpfen. Darauf kann sie – mit therapeutischer Unterstützung – wieder zurückgreifen. Sie fängt nicht bei null an, sondern kann an alte Erfolge anknüpfen. Rückfälle bedeuten kein Scheitern, sondern Umwege, die niemand will, die sich aber auf dem langen Weg der Heilung oft nicht vermeiden lassen.

genüber nicht schämen oder den Rückfall verheimlichen. Das klappt zwar oft nicht – sie schämt sich trotzdem –, aber ein bisschen hilft es doch.

Ein Fehltritt ist noch kein Rückfall

Fachleute unterscheiden zwischen Rückfall und Vorfall (in der englischen Fachsprache als Relapse beziehungsweise als Lapse bezeichnet). So klein der sprachliche Unterschied ist, so bedeutend ist er im Genesungsprozess einer Essstörung. „Lapse" bedeutet im Englischen so viel wie Fehltritt oder Irrtum. Es handelt sich um eine kurze vorübergehende Rückkehr in krankhaftes Verhalten. Das kann mal passieren und eine Betroffene braucht deswegen nicht zu verzagen. Denn sie ist in der Lage, sich selbst wieder zu korrigieren. Dazu hat sie sich in der Therapie das nötige Werkzeug erarbeitet, auf das sie nun zurückgreifen kann. Es genügt oft, dass sie innehält und reflektiert, wie es dazu kam, dass sie in dieses alte Verhalten hineingerutscht ist. Beim nächsten Mal wird sie anders handeln.

Rückfall frühzeitig erspüren und ansprechen

Eltern und lange Lebenspartner von Betroffenen merken oft, wenn sich ein Rückfall ankündigt. Die Betroffene fällt bei einzelnen Punkten wieder in altes Verhalten zurück. Vielleicht beginnt es damit, dass sie eine Mahlzeit überspringt. Oder sie will kontrollieren, dass das Essen fettarm zubereitet wird. Eventuell verzichtet sie auf einmal wieder auf die Butter beim Brot. Vielleicht fühlen Sie sich in solchen Momenten an die Zeit vor der Therapie erinnert. Möglicherweise bemerken Sie, dass die Betroffene nicht mehr zum Treffen der Selbsthilfegruppe geht oder Gründe findet, ihre Therapiesitzung abzusagen.

Es kann aber auch sein, dass Sie keine konkreten Hinweise haben, sondern einfach nur das starke Gefühl, dass etwas nicht stimmt. Manchmal zeigt sich die Essstörung auch in einem neuen Bild. So kann es beispielsweise sein, dass bei einem Menschen, der an Bulimie erkrankt war, Zeichen einer Magersucht oder Binge-Eating-Störung auftreten. Oder Ihre Tochter, die an Magersucht erkrankt war, lässt Lebensmittel verschwinden, weil sie Essanfälle hat. Nehmen Sie Ihre Ahnung ernst und sprechen Sie mit der Betroffenen. Nun gibt es drei Möglichkeiten:

1. Sie haben sich geirrt. Dann können Sie sich entspannen.
2. Die Betroffene bestätigt Ihnen, dass es wieder losgeht. Dann heißt es handeln (siehe unten).
3. Die Betroffene spielt Ihre Sorgen herunter, obwohl der Rückfall da ist. Sie möchte es selbst nicht wahrhaben oder schämt sich vor Ihnen. Lassen Sie sich nicht täuschen und vertrauen Sie auf Ihr Gefühl. Behalten Sie die Situation im Blick und sprechen Sie sie bei nächster Gelegenheit wieder darauf an.

Je eher die Betroffene die Therapie wieder aufnimmt, desto schneller stellt sich ein Erfolg ein. Das ist allerdings leichter gesagt als getan. Viele Patienten haben gewaltige Hemmungen, in die Klinik zurückzukehren, weil sie den Rückfall als Versagen empfinden. Doch ein Rückfall ist keine Schande und niemanden trifft Schuld. Das gilt auch, wenn es der zweite oder dritte Rückfall ist.

→ **Schnell handeln**
Jetzt kommt es darauf an, zügig Kontakt zum Therapeuten der Betroffenen zu suchen und die Behandlung wieder aufzugreifen. Abwarten bringt nichts, denn es kommt nicht von selbst wieder ins Lot.

Selbstbewusstsein wieder aufbauen
Für die Betroffene bedeutet ein Rückfall einen sehr herben Schlag und möglicherweise bricht das mühsam aufgebaute Selbstbewusstsein wieder zusammen. Ihre negative Sicht auf sich selbst ist plötzlich wieder da. Der Rückfall scheint sie zu bestätigen. Sie schämt sich dafür, es nicht geschafft zu haben. Ermutigen Sie sie, sich wieder an die

Essstörungen verstehen

Rückfälle beginnen unterschiedlich. Manchmal ist der Auslöser eines Rückfalls offensichtlich. Ein neu auftretendes Problem, etwa am Arbeitsplatz, oder ein belastendes Ereignis kann einen Menschen, der eine Essstörung überwunden hatte, aus dem Gleichgewicht werfen und einen Rückfall auslösen. Ein Rückfall kann aber auch schleichend beginnen, ohne dass eine Ursache für Außenstehende erkennbar ist.

vertrauten Therapeuten zu wenden, die ihr schon einmal geholfen haben. Diese wissen, dass Rückfälle zu der Erkrankung dazugehören. Sie haben dies in ihrem Berufsleben schon oft erlebt und sind folglich nicht enttäuscht, wenn jemand einen Rückfall erleidet. Sie werden weder der Betroffenen oder Ihnen einen Vorwurf machen.

In der erneuten Behandlung werden die Betroffene und ihr Psychotherapeut genau hinschauen, was ihr im Alltag die Stabilität genommen hat, was sie „umgehauen" hat. Dann lassen sich daraus Strategien erarbeiten, um diese Schwierigkeiten zukünftig zu meistern. Der Rückfall kann die Betroffene also voranbringen und ihr letztlich mehr Selbstkenntnis und Sicherheit für die Zukunft vermitteln.

Prophylaxe digital unterstützen
Manche Rückfälle lassen sich vermeiden, andere können durch ein frühes therapeutisches Eingreifen abgefangen werden. Ganz wesentlich ist dazu eine gute Nachsorge, wie sie am Anfang dieses Kapitels beschrieben wurde. Apps, mit deren Hilfe Ernährungsprotokolle oder Stimmungen erfasst werden, erlauben es Therapeuten, früh wahrzunehmen, wenn etwas aus dem Ruder zu laufen beginnt. Manche Kliniken bieten auch internetbasierte Rückfallprophylaxe-Programme an oder Online-Sprechstunden. Eine gute Nachbehandlung stabilisiert den Genesungszustand und hilft der Betroffenen, mit Belastungen und Konflikten besser umzugehen.

Auch im späteren Leben nicht gefeit
In belastenden Lebensphasen werden Menschen oft krank. Für Menschen, die einmal an einer Essstörung erkrankt waren, kann dies eine bleibende Schwachstelle sein. Sie können nach vielen gesunden Jahren oder Jahrzehnten einen Rückschlag erleiden, wenn ihre Seele stark unter Druck steht. Auch große (körperliche) Veränderungen wie Schwangerschaft, Wechseljahre oder Umzug können Menschen aus dem Gleichgewicht bringen und eine Essstörung wieder aufkeimen lassen. Niemand rechnet dann damit, sodass es etwas dauern kann, bis Betroffene oder ihre Angehörigen realisieren, was gerade geschieht. Dann heißt es, die Situation annehmen und sich wieder professionelle Hilfe holen (siehe Kapitel 2, ab S. 49).

→ **Das Essverhalten als Seismograf**

Eine beginnende Störung im Essverhalten ist wie ein Seismograf, wie ein sehr sensibles Messgerät, das anzeigt, dass etwas aus dem Gleichgewicht gerät. Das können Betroffene auch als Vorteil für sich nutzen und durch die „Warnleuchte" erkennen, dass Körper und Seele gerade über-

> **ⓘ Schöpfen Sie selbst wieder Kraft!** Atmen Sie tief durch und überlegen Sie, was Ihnen in der schweren Zeit der Therapie schon einmal geholfen hat. Gespräche mit anderen Angehörigen? Gespräche mit einem Psychotherapeuten? Kraft schöpfen in der Natur, mit Ihrem Hobby oder in der Geselligkeit mit Freunden? Greifen Sie es wieder auf! Sorgen Sie auch weiterhin für sich (siehe Kapitel 4). Mit Ihrer neuen Kraft können Sie dann die Betroffene dabei unterstützen, dass sie den Rückfall überwindet.

fordert sind. Sie können dann nach einer Lösung suchen, bevor es zu schwerwiegenden Folgen kommt.

Lassen Sie sich nicht entmutigen!

Auch für Sie ist ein Rückfall vermutlich schwer zu verkraften. Sie hatten hoffnungsvoll in die Zukunft geblickt. Alles lief doch wieder so gut. Und jetzt der Rückfall! Womöglich sind Sie einfach richtig wütend auf die Betroffene oder auf den Therapeuten, auch wenn Sie wissen, dass es ungerecht ist. Eine andere Reaktion ist Enttäuschung, ja vielleicht sogar Verzweiflung, wenn die Betroffene – möglicherweise zum wiederholten Male – einen Rückfall erlebt. Sie wissen, sie kann nichts dafür. Sie wissen, es gehört zu der Erkrankung dazu. Aber dennoch sind Sie traurig und Sie haben keine Kraft mehr, sie anzusprechen, aufzurichten und in die Therapie zu begleiten.

Sie haben gemeinsam viel erreicht

Machen Sie sich bewusst: Ein Rückfall führt nicht an den Ausgangspunkt zurück. Vergegenwärtigen Sie sich, was die Betroffene und auch Sie geschafft haben. Die Betroffene hat ihre Ambivalenz überwunden, hat sich der Krankheit gestellt und hart an sich gearbeitet. Das war nicht umsonst. Und was haben Sie in dieser Zeit alles geleistet! Sie haben gelernt loszulassen, Sie haben eine andere Beziehung zueinander entwickelt, Sie können besser miteinander reden und besser zusammenleben. Auf diese Errungenschaften können Sie jetzt und in Zukunft aufbauen.

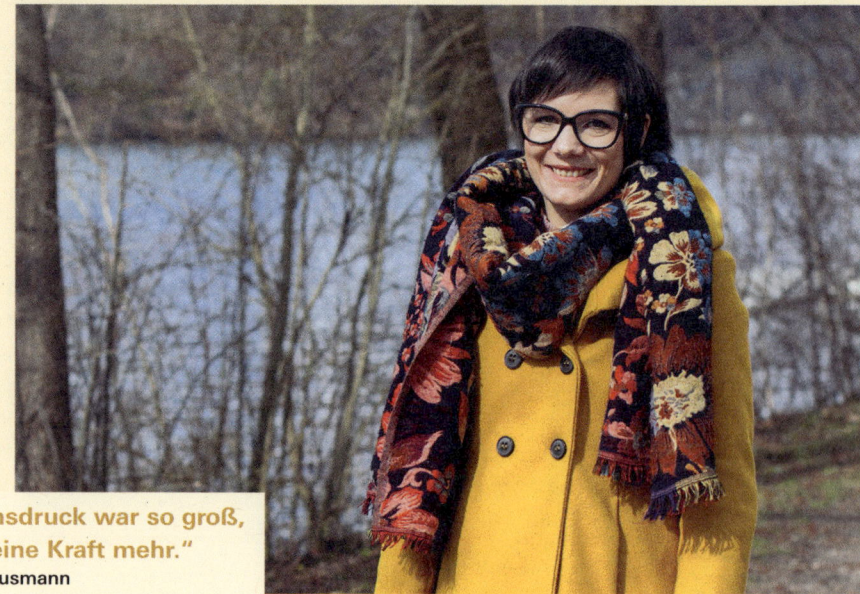

„Der Leidensdruck war so groß, ich hatte keine Kraft mehr."
Sandra Großhausmann

Dabei hat es doch jeder gesehen

Die Geschichte von Sandra Großhausmann

Weil Sandra Großhausmann als Schülerin von den Klassenkameraden wegen ihres Übergewichts gemobbt wird, beginnt sie abzunehmen. Die Familie lobt sie dafür. Sandra wird dünner und dünner und die Eltern merken nicht, dass sie in eine Magersucht gleitet. Fast 20 Jahre ist das mittlerweile her.

Eine Schulfreundin ist von Sandras Verhalten damals so beunruhigt, dass sie sich an eine Lehrerin wendet. „Die Lehrerin hat mich angesprochen und dafür gesorgt, dass ich zu einer AWO-Beratungsstelle gehe." Die Freundin begleitet sie dorthin. Das Gespräch mit der Beraterin empfindet Sandra als wohltuend. Weiter passiert aber erst mal nichts, bis Sandra in der Schule zusammenbricht. Die Lehrerin ruft die Eltern an. „Sie hat Druck gemacht und gesagt, dass meine Eltern mich abholen und zum Arzt bringen müssen", erzählt Sandra. Ab jetzt verschließen die Eltern die Augen nicht mehr, dennoch wollen sie die Krankheit vor den Nachbarn verheimlichen. „Dabei hat es doch jeder gesehen", erinnert Sandra sich.

Die Eltern geben nach

Sandra weigert sich mit aller Kraft, in eine Klinik zu gehen. Sie droht den Eltern, nie wieder zu ihnen zurückzukehren, wenn sie sie dahin schicken. „Die Essstörung ist so stark. Man tut alles, um sie aufrecht halten zu können." Heute weiß Sandra: „Es wäre auf jeden Fall richtig gewesen, wenn ich früher in Behandlung gekommen wäre. Ich hätte vielleicht ein halbes Jahr gebraucht, und dann wäre ich aus der Essstörung rausgekommen. Ich habe meinen Eltern oft gesagt ‚Ich wünschte, ihr hättet damals meinem Druck nicht nachgegeben'. Das meine ich nicht als Vorwurf, aber so ist es eben."

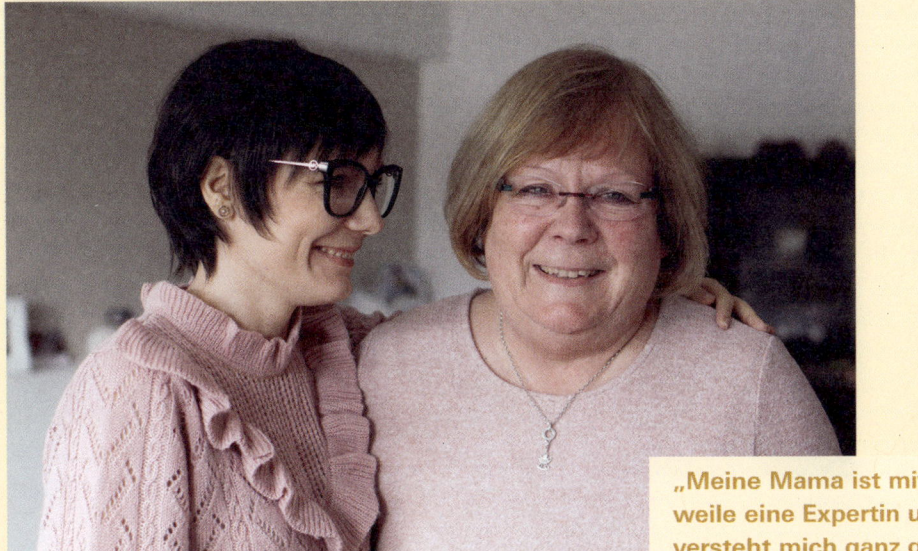

„Meine Mama ist mittlerweile eine Expertin und versteht mich ganz gut."
Sandra und ihre Mutter

Außer den Eltern interessieren sich nur die Schulkameradin und die Lehrerin für ihren Zustand. „Es wäre schön gewesen, wenn mal jemand aus der Verwandtschaft, der mir nicht so nahe steht wie meine Eltern, etwas zu mir gesagt hätte. Keine Vorwürfe machen, sondern einfach Interesse zeigen. Zum Beispiel: ‚Pass gut auf dich auf, dass du nicht zu dünn wirst. Ich mache mir Sorgen.' oder ‚Du bist so dünn geworden. Hast du Probleme?'. Ich glaube, dann hätte ich erzählt, dass ich Angst vor der Schule habe."

Die Eltern sind sehr besorgt, wissen aber nicht, was sie tun sollen. Die Mutter bemüht sich, der Tochter Lust aufs Essen zu machen. Sie bringt ihr Obstsalat aufs Zimmer oder richtet ihr Frühstück liebevoll an. Aber das will die Tochter nicht. „Keiner durfte mir Essen zubereiten. Ich hatte Angst, dass sie es irgendwie mit Fett anreichern, damit ich zunehme." Mit der Zeit entwickelt Sandra zusätzlich eine Sportsucht. „Ich habe alle Kontakte mit Freunden abgebrochen und die Schule geschwänzt, um Sport machen zu können. Ich konnte nicht still sitzen." Die Mutter trifft ein Abkommen mit ihr. Sie darf nur dann Sport treiben, wenn sie nicht weiter abnimmt. Das funktioniert nur eine Zeit. „Der Leidensdruck war so groß, ich hatte keine Kraft mehr. Ich wollte nicht mehr so aussehen, fand mich immer zu dick."

Mehrere Krankenhausaufenthalte folgen

Neun Jahre nach dem ersten Gespräch in der Beratungsstelle stimmt sie nun zu, in ein Krankenhaus zu gehen. Das Krankenhaus ist jedoch nicht auf die Behandlung von Essstörungen spezialisiert. So hat die Patientin leichtes Spiel, lässt das Essen verschwinden und steigt heimlich zum Joggen aus dem Fenster. Sie nimmt im Krankenhaus weiter ab und wird trotzdem wieder entlassen. Zu Hause hält sie wöchentlich Kontakt mit der Beratungsstelle. „Das ist wirklich sehr gut, wenn man sonst nieman-

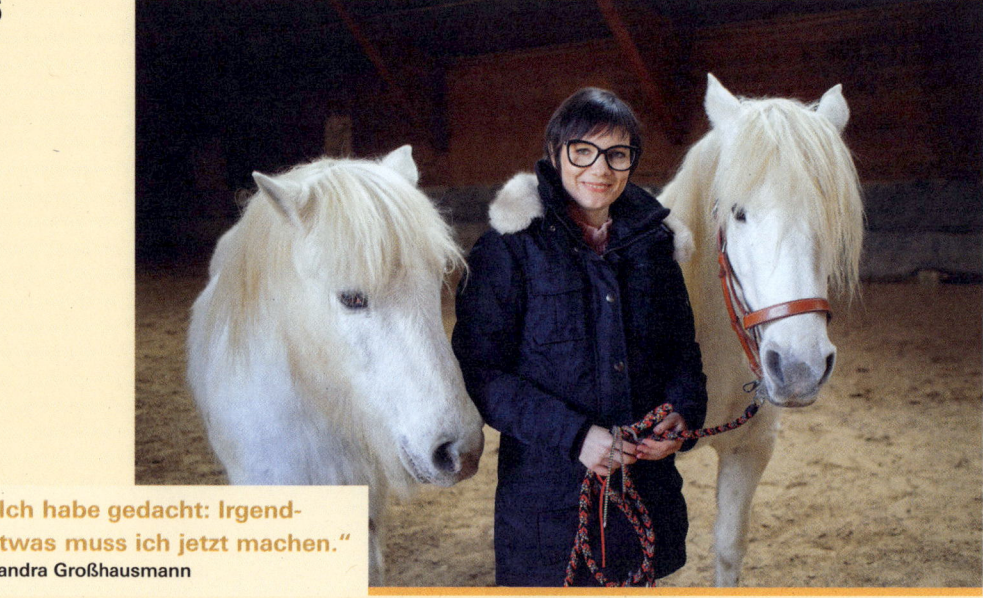

„Ich habe gedacht: Irgendetwas muss ich jetzt machen."
Sandra Großhausmann

den hat, der sich mit Essstörungen auskennt. Die haben eine Idee, wie es weitergehen kann. Sie haben mir auch geholfen, den Antrag für die Reha zu schreiben", erzählt Sandra. Nun kommt sie erstmals in eine Fachklinik für Essstörungen.

Die Magersucht lässt sie allerdings nicht mehr los. Drei Jahre in Folge ist Sandra in jedem Winter für Wochen in der Fachklinik. Zwischen den Aufenthalten geht es ihr auch nicht wirklich gut. Das Gewicht nimmt immer weiter ab. Doch es kommt noch schlimmer: Sandra wird Opfer einer Gewalttat. Dies wirft sie vollends aus der Bahn und sie kommt in die Psychiatrie.

Trotz Essstörung erfolgreich

Die Essstörung setzt Sandra extrem unter Druck. Dennoch sagt sie: „Ich empfinde sie als gute Freundin. Sie hilft mir gegen die Emotionen, vor allem gegen die Flashbacks der Straftat. Sie betäubt mich. Man spürt dann nichts mehr, ist leer, alles ist egal."

Sandra leidet unter starken Depressionen. Mehrmals versucht sie, sich das Leben zu nehmen. Dennoch schafft sie das Abitur und geht ein Jahr als Fitness-Animateurin ins Ausland. Sie verkürzt ihre Ausbildung um ein Jahr und besteht die Abschlussprüfung mit „1". Bei allem Erfolg: Die Essstörung läuft nebenher mit.

Nicht zu essen, reicht Sandra irgendwann nicht mehr. Sie trinkt auch nicht mehr, damit sie „nicht mehr so viel spüren muss". Mehrmals kollabiert sie. „Ich habe gedacht: So geht das nicht. Irgendetwas musst du jetzt machen." Dennoch sagt sie zweimal einen Aufnahmetermin in der Fachklinik ab. „Essen und Trinken machen mir Angst, denn dann kommen wieder Gefühle hoch." Weil sie aber nicht mehr isst und trinkt, wird sie schließlich in die Psychiatrie eingewiesen – in eine geschlossene Abteilung. Nach zweieinhalb Wochen hält sie es dort nicht mehr aus und ruft in der Fachklinik an. Nun ist sie bereit, sich behandeln zu lassen.

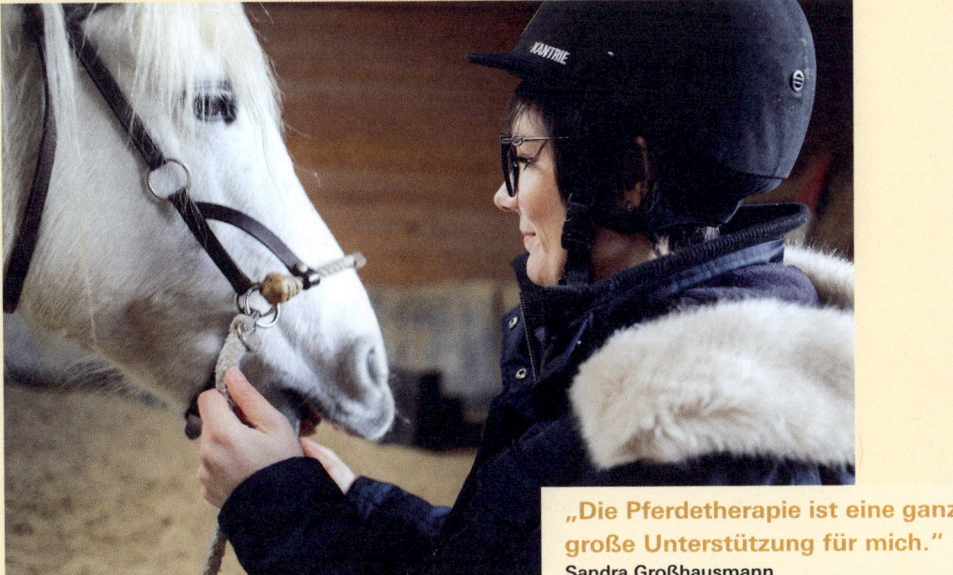

„Die Pferdetherapie ist eine ganz große Unterstützung für mich."
Sandra Großhausmann

Die Klinik schickt sie nach Hause

„Das Gewicht hatte ich in der Klinik ganz gut im Griff, aber psychisch ging es mir schlecht", erzählt Sandra. Wegen der Depression ist es ihr oft nicht möglich, an der Therapie teilzunehmen. Die Therapeuten teilen Sandra mit, dass sie, was das Essen und Gewicht betrifft, nichts mehr erreichen können. „Ich habe nur geheult, als die mich entlassen wollten", berichtet sie. Heute hat Sandra sich halbwegs mit der Entlassung ausgesöhnt und versucht, positiv nach vorne zu blicken.

Seit etwa sechs Wochen ist sie aus der Klinik zurück. Ihr Verhältnis zu den Eltern, die im selben Ort wohnen, sei gut, sagt sie. „Manchmal ist es so, dass ich nicht weiß, ob ich etwas essen soll. Meine Mama sieht es an meinem Blick, dass ich hin- und hergerissen bin. Dann sagt sie einfach nur: ‚Du darfst das.' Das ist genau das Richtige und das tut mir gut. Meine Mama ist mittlerweile eine Expertin. Sie kann mich ganz gut verstehen." Mutter und Tochter gehen nach außen offen mit der Erkrankung um. Der Vater hat etwas länger gebraucht, um verstehen zu können, was eine Essstörung ist. Heute hat er die Erkrankung akzeptiert und steht zu seiner Tochter.

Um die Zeit bis zum Ende der befristeten Verrentung aufgrund ihrer Erkrankung zu nutzen, hat Sandra ein Fernstudium „Psychologie" begonnen. Mit der Disziplin, die man dafür braucht, hat sie keinerlei Probleme: „Wer eine Essstörung hat, der kann Disziplin. Das ist überhaupt kein Thema für mich. Eher schon der Druck, den ich mir selber mache."

Was Sandra gerade besonders guttut, ist eine Pferd-gestützte Psychotherapie – ein alternatives Therapieverfahren, mit dem sie auf Anraten ihrer Psychiaterin begonnen hat. „Die Pferdetherapie ist eine ganz große Unterstützung für mich", erzählt Sandra. Die Begeisterung und Freude darüber sind ihr anzumerken.

Hilfe

Gewichtstabellen

1 Gewichtstabellen
Hilfe bei der Einschätzung von Unter- bzw- Übergewicht.

2 Noch mehr Informationen
Adressen und Kontaktdaten zu Ansprechpartnern rund um Beratung, Behandlung und Alltagsfragen.

3 Stichwortverzeichnis
Schneller Zugriff: Alle wichtigen Begriffe und Fachwörter für ein leichtes Nachschlagen.

BMI und Perzentile

Bei Erwachsenen wird zur Einschätzung des Gewichts der Body-Mass-Index genutzt, der das Verhältnis des Körpergewichts zur Körpergröße angibt (siehe S. 67). Bei Kindern und Jugendlichen wird hierfür auf die Perzentilen zurückgegriffen. Diese Entwicklungskurven sind bei Jungen und Mädchen unterschiedlich.

Body-Mass-Index

BMI	Beurteilung
<13,0	hochgradiges Untergewicht Grad II
13,0 bis 15,9	hochgradiges Untergewicht Grad I
16,0 bis 16,9	mäßiges Untergewicht
17,0 bis 18,49	leichtgradiges Untergewicht
18,5 bis 24,9	Normalgewicht
25,0 bis 29,9	Übergewicht
30,0 bis 34,9	Adipositas Grad I
35,0 bis 39,9	Adipositas Grad II
≥40	Adipositas Grad III

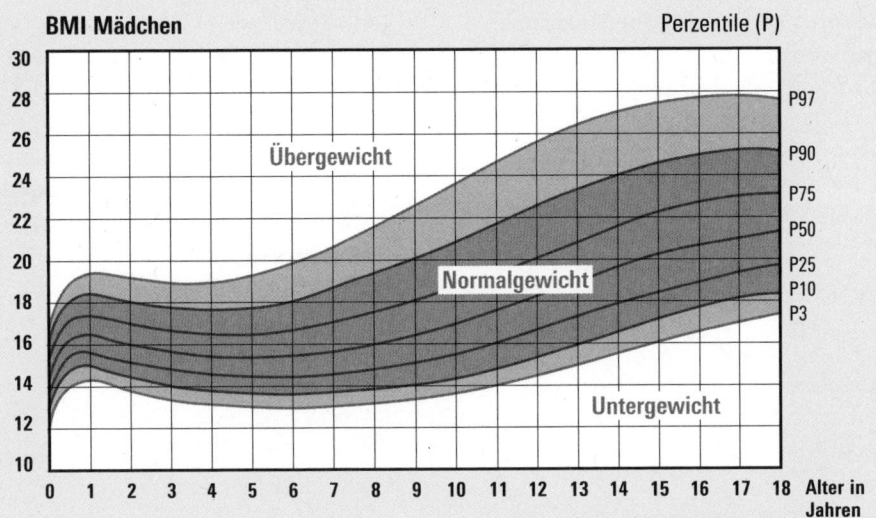

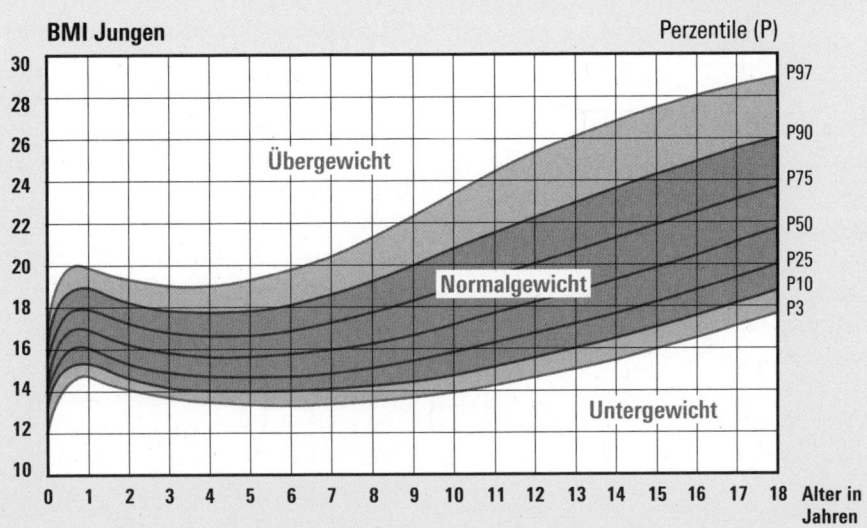

Adressen

Beratungs- und Informationsangebote
Bundeszentrale für gesundheitliche Aufklärung (BZgA)
Telefon-Beratung: 02 21/89 20 31
www.bzga-essstoerungen.de

Bundesfachverband Essstörungen
Telefon: 01 51/58 85 07 64
www.bundesfachverband
essstoerungen.de
Stichwort: Beratungsstellen

Aktionskreis für Ess- und Magersucht Cinderella e. V.
Telefon: 0 89/5 02 12 12
https://cinderella-beratung.de

Frankfurter Zentrum für Ess-Störungen gGmbH
Telefon: 0 69/55 01 76
www.essstoerungen-frankfurt.de

ANAD e. V.
Beratung und Therapeutische Wohngruppen
Telefon: 0 89/21 99 73 0
www.anad.de

Therapie-Centrum für Ess-Störungen
Telefon: 0 89/35 80 47 3
www.tce-essstoerungen.de

Patientenleitlinie Diagnostik und Therapie von Essstörungen (2015)
www.awmf.org

Suche nach Ärzten/Therapeuten u. a. mit dem Schwerpunkt Essstörungen
Berufsverband Deutscher Psychologinnen und Psychologen (BDP)
www.bdp-verband.de

Bundesfachverband Essstörungen e. V. (BFE)
www.bdp-verband.de/
Stichwort: Kliniken

Deutscher Psychotherapeutenverband (DPTV)
www.deutschepsychotherapeutenvereinigung.de/der-verband

Gesellschaft für Personenzentrierte Psychotherapie und Beratung e. V.
www.gwg-ev.org

Berufsverband der Kinder- und Jugendlichenpsychotherapeutinnen und Kinder- und Jugendlichenpsychotherapeuten (BKJ)
www.bkj-ev.de/
Kassenärztliche Bundesvereinigung
www.kbv.de/arztsuche

Suche nach Spezialkliniken für Essstörungen, Psychosomatische und Psychiatrische Kliniken
Weiße Liste
http://krankenhaus.weisse-liste.de

Bundesfachverband Essstörungen e. V.
www.bundesfachverbandessstoerungen.de Stichwort: BFE Kliniken

Beratung bei Suizidgefährdung
Telefonseelsorge
kostenlos zu jeder Tages- und Nachtzeit unter den folgenden Telefonnummern zu erreichen:
0 800/111 0 111
0 800/111 0 222
www.telefonseelsorge.de

Deutsche Gesellschaft für Suizidprävention (DGS)
www.suizidprophylaxe.de

Selbsthilfegruppen
NAKOS
Nationale Kontakt- und Informationsstelle zur Anregung und Unterstützung von Selbsthilfegruppen – Suche nach Selbsthilfegruppen
www.nakos.de

Stufenweise Wiedereingliederung (Hamburger Modell)
Bundesministerium für Arbeit und Soziales
www.einfach-teilhaben.de/DE/AS/Ratgeber/02_Hamburger_Modell/Hamburger_Modell_node.html

Betriebliches Eingliederungsmanagement
Berufsgenossenschaft für Gesundheitsdienst und Wohlfahrtspflege (BGW)
www.bgw-online.de/DE/Leistungen-Beitrag/Rehabilitation/Zurueck-ins-Berufsleben/Eingliederungsmanagement/Eingliederungsmanagement.html

Deutsche Rentenversicherung
www.deutsche-rentenversicherung.de/DRV/DE/Experten/Arbeitgeber-und-Steuerberater/BEM/bem_index.html

Bundesministerium für Arbeit und Soziales
www.bmas.de/DE/Themen/Arbeitsschutz/Gesundheit-am-Arbeitsplatz/betriebliches-eingliederungsmanagement.html

Stichwortverzeichnis

A

Abführmittel 14, 16, 27, 53
Aktivitäten, gemeinsame 144
Alkoholmissbrauch 78
Alltag, neuer 154
Ambivalenz 46, 51, 71
Angehörige 70, 107, 109
Angststörung 15, 16, 18, 52
Anlaufstellen 28
Anorexia athletica 20
Anorexia nervosa (siehe Magersucht)
Appetitzügler 27
Apps 152
Arbeitsleben, Rückkehr 155
Ärzte 49
Aufgaben abgeben 114

B

Begleiterkrankungen
– behandeln 65
–, psychische 52, 53
Behandlung
–, stationäre 152
–, teilstationäre 56
Belastung, Angehörige 110, 121
Beratungsstellen 28, 38, 48, 50, 59
Berufssportler 20

Betriebliches Eingliederungsmanagement 156
Betroffene 12
– ansprechen 42, 43
– Binge-Eating-Störung 18
– Bulimie 18
– Magersucht 13
– Persönlichkeit 88
– unterstützen 98, 99
– Vertrauen 135
Bewegung 23
– Angehörige 112
– Apps 25
–, viel 14
Biggerexie 20
Binge-Eating-Störung 13, 17, 18
Blutdruck, niedriger 52
Body Positivity 137
Body-Mass-Index (BMI) 67
Bulimie 13, 14, 16, 17, 18

C/D

Challenges 87
Cybermobbing 35
Depression 14, 15, 16, 18, 52, 77, 90
– Angehörige 121
Diagnose 51
–, nach der 54
–, Umgang mit der 85, 92
Diät 16, 22

Diuretika (siehe Entwässerungstabletten)
Drogenmissbrauch 78
Druck vermeiden 37

E

Ehrgeiz 15, 16, 26, 89
Einzeltherapie 62
Eltern, Rolle der 99
Elternbeziehung 93, 99
Entlassung 74, 153
Entlastung 114
Entwässerungstabletten 14, 16, 27, 53
Erbrechen 14, 17, 27, 53
Erfahrungsaustausch, Angehörige 117
Erfahrungsberichte 39
Erfolge 145
Erfolgstagebuch 32
Ergotherapie 64
Ernährungsprotokolle 136
Ernährungstherapie 63
Erschöpfung, Angehörige 109, 121
Erwartungen, hohe 90
Essanfall 16, 17, 19
– Auslöser 17
– erkennen 26
– vermeiden 64
Ess-Brech-Sucht 13
Essen 11

–, Einstellung zum 19, 22
– neu lernen 128
–, verheimlichtes 26
Essenseinladungen 27
Essstörungen
–, andere 18
– bei Jungen/Männern 20
– erkennen 24
–, nicht näher bezeichnete 19
Esssucht 13
Essverhalten 162
– normalisieren 67
– Vorbild 37

F

Familie, Wirkung der 89
Fastenphasen 16
Fehler zulassen 72
Feierlichkeiten 133
Figur, Einstellung zur 22
Fitnessarmbänder 25
Folgen 44, 52
Freiräume zugestehen 137
Freunde 31, 101

G

Gefühle 33, 94
Genetische Veranlagung 88
Gereiztheit 14
Geschwister 100
Gespräch 43, 138

– mit vertrauten Personen 39
Gesundheit, Angehörige 121
Gewichtsverlust 15
Gewichtszunahme 18
Grenzen, Angehörige 110
Grundhaltung, positive 31
Gruppendruck 31
Gruppentherapie 62

H

Hamburger Modell 155
Heilung 68, 157
Helfen 97
Herzrhythmusstörungen, rhythmische 53
Hilfe 28, 37
– anbieten 44
– annehmen 114
–, professionelle 49

I

Ich-Botschaften 139
Influencer 35, 86
Informationen im Internet 38
Informieren, andere 95, 96, 116, 155
Instagram 87
Integration, soziale 67
Intervallbehandlung 58
Isolation 44, 78, 144

J/K

Jungen 20
Kalium 53
Kalorienzählen 27
Kauen, langsames 14, 22
Klinikaufenthalt 135
– gegen den Willen 76
–, nach dem 73, 129, 151
– Rückkehr planen 154
– Vorbereitung 72, 73
Kliniken 57
–, psychosomatische 50
Kochen 14, 23
Kommunikation 138
Komorbiditäten 52
Konflikte bewältigen 35
Kontakt halten 101
Kontrolle 136
Konzentration 53
Körperkontakt 140
Körperpflege 14
Körperschemastörung 157
Körpertherapie 64
Körperwahrnehmung 23
Kraft schöpfen 111, 163
Krankheit 22, 67, 92
Kreativtherapie 64
Kreislaufstörungen 53
Kritik 32
Kuraufenthalt, Angehörige 121

L

Lebensbedrohlichkeit 76, 78
Leistungsabfall 26
Leistungsdruck 158
Leistungssportler 20
Lob 32, 113
Loslassen 97, 136
Lügen 133, 135
Lustlosigkeit 53

M

Magersucht 13
–, chronische 67
–, schwere 51
Mahlzeiten 129, 132
– ausfallen lassen 14
Mahlzeitenpläne 128
Mangelerscheinungen 53
Männer 20
Medien 35, 86
Menstruation 15, 53, 158
Mineralstoffe 53
Missverständnisse 141
Miteinander gestalten 127
Mobbing 35, 89
Müdigkeit 53
Musiktherapie 64
Muskelkrämpfe 53
Muskelschwäche 53

N/O

Nachsorge 152
Natrium 53
Nierenfunktion 64
Night-Eating-Syndrom 18
Normalität 143
Online-Beratung 39
Organversagen 53
Orthorexie 20
Osteoporose 53, 158

P

Pausenbrot 131
Peergroup 30, 31
Perfektionismus 15, 16, 25
Persönlichkeit 30, 88
Persönlichkeitsstörung 52
Phasen, schwierige 143
Probleme, Angehörige 120
Psychotherapeuten 49, 55
Psychotherapie 61
–, ambulante 151, 152
– über das Internet 152
Pubertät 33, 53, 88

R

Rat 37, 115
Reden 32, 43
Regeln durchsetzen 131
Respekt 30
Restaurantbesuch 133, 144
Restsymptome 157
Rituale 13, 31
Rückfälle 75, 151
–, spätere 162
– Umgang 159
Rückfallprophylaxe 60, 159, 162
Rückzieher 46
Rückzug 28, 144

S

Säure-Base-Gleichgewicht 53
Scham 46
Schönheitsideal 35, 86
Schuldgefühle 90
Schuldzuweisungen 93
Schulunterricht während der Therapie 60
Schwächeanfälle 52
Selbstbestimmung 61
Selbstbewusstsein 62, 161
Selbsthilfegruppen 59, 151, 157
– Angehörige 117
Selbstvertrauen 30, 34
Selbstwahrnehmung 46
Selbstwert 23
Selbstwertgefühl 15, 18, 23, 25, 31, 34, 89
Sorgen mitteilen 12
Sozialarbeiter 151
Soziale Medien 30, 31, 35, 87, 137
Sport 15, 17, 23
– als Therapie 64
– Angehörige 112
Stoffwechselstörungen 51

Störung
—, autistische 52
—, hormonelle 52
Streiten 139
Struktur schaffen 132
Suchterkrankungen 52, 90
Suizidgefahr 14, 77

T

Tagesklinik 56, 152
Täuschungen 133
Telefonseelsorge 79
Thema wechseln 131
Therapeuten 48, 49, 69
Therapie 50
— Abbruch 69
— Ablauf und Dauer 60
—, ambulante 55, 57, 60, 74, 157
—, Ende der 152
—, familienbasierte 64, 152
— Formen 55
— Höhen und Tiefen 75
—, interpersonelle 61
— Kosten 60
—, medizinische 64
—, nach der 151
—, psychodynamische 61
— Schulunterricht 60
—, stationäre 60
— unterstützen 70, 130, 135, 141
— Wartezeit 51, 59
— Ziele 66

— Zweifel 98, 135
Therapieplan 61
Trennungsängste 90
Trinken 14, 53

U

Umgang miteinander 92
Unruhe, innere 53
Unterernährung 13
Untergewicht 51
Unterstützung 97
—, schädlich wirkende 71
—, sozialtherapeutische 64
Untersuchung 51, 54
—, medizinische 51
—, psychologische 52
Ursachen finden 86

V

Veränderungen 22, 28
— einleiten 41
Verantwortung abgeben 97
Verdacht nachgehen 21
Verhalten, selbstverletzendes 77
Verhaltenstherapie, kognitive 61, 152
Verhältnis 142
— zum Arzt / Therapeuten 63
Verheimlichen 95, 96
Verlustängste 90

Verständnis 71, 142
Verstopfung 53
Vertrauen 134
Vorbild 30, 34, 37, 86
— sein 121
Vorurteile 116

W

Wachstumsstopp 53
Wachstumsverzögerung 15, 53
Warnsignale 12, 21
Wertschätzung 142
WhatsApp 87
Wiedereingliederung, berufliche 155
Wiegen 27, 133
Wohngruppe, therapeutische 60, 61, 132, 151, 156

Z

Zeit geben 93
Zielgewicht 67
Zuhause, Rückkehr 156
Zuhören 140
Zukunft 151
Zwang vermeiden 129
Zwangsbehandlung 76
Zwangsstörungen 52
Zyklus, hormoneller 158

Die Stiftung Warentest wurde 1964 auf Beschluss des Deutschen Bundestages gegründet, um dem Verbraucher durch vergleichende Tests von Waren und Dienstleistungen eine unabhängige und objektive Unterstützung zu bieten.

Die Autorinnen

Dr. Rita Hermann ist als Fachjournalistin, Buchautorin, Referentin und Dozentin tätig. Sie veröffentlicht medizinische und ernährungswissenschaftliche Beiträge. Ein zentrales Thema sind Essstörungen.

Dr. Annette Immel-Sehr hat zahlreiche medizinische und pharmazeutische Texte für Fachkreise, Patienten und Angehörige verfasst. Essstörungen und andere psychische Erkrankungen sind seit einigen Jahren Schwerpunkt ihrer Arbeit.

Unsere Experten

Prof. Dr. Stephan Zipfel ist Ärztlicher Direktor der Abteilung für Psychosomatische Medizin und Psychotherapie am Universitätsklinikum Tübingen und Direktor des Kompetenzzentrums für Essstörungen Tübingen (KOMET).

Dr. Gaby Resmark ist leitende Psychologin in der Abteilung für Psychosomatische Medizin und Psychotherapie am Universitätsklinikum Tübingen. Sie ist Geschäftsführerin von KOMET.

Das **Kompetenzzentrum für Essstörungen Tübingen (KOMET)** widmet sich der lebensspannenübergreifenden Versorgung von Betroffenen mit Essstörungen. Weitere Schwerpunkte sind die Erforschung von Essstörungen und ihrer wirksamen Behandlung, die Aus- und Weiterbildung sowie die Präventionsarbeit.

© 2021 Stiftung Warentest, Berlin

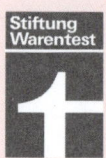

Stiftung Warentest
Lützowplatz 11–13
10785 Berlin
Telefon 0 30/26 31–0
Fax 0 30/26 31–25 25
www.test.de
email@stiftung-warentest.de

USt-IdNr.: DE136725570

Vorstand: Hubertus Primus
Weitere Mitglieder der Geschäftsleitung:
Dr. Holger Brackemann, Julia Bönisch, Daniel Gläser

Alle veröffentlichten Beiträge sind urheberrechtlich geschützt. Die Reproduktion – ganz oder in Teilen – bedarf ungeachtet des Mediums der vorherigen schriftlichen Zustimmung des Verlags. Alle übrigen Rechte bleiben vorbehalten.

Programmleitung: Niclas Dewitz

Autorinnen: Dr. Rita Hermann, Dr. Annette Immel-Sehr
Projektleitung: Veronika Schuster

Lektorat: Eva Gößwein, Berlin
Mitarbeit: Merit Niemeitz
Korrektorat: Nicole Woratz, Berlin
Fachliche Unterstützung: Prof. Dr. Stephan Zipfel, Dr. Gaby Resmark
Titelentwurf: Christian Königsmann
Layout: Büro Brendel, Berlin
Grafik, Satz, Bildredaktion: Christian Königsmann
Bildnachweis: Sibylle Fendt, Ostkreuz (Titel und Innenteil)

Produktion: Vera Göring
Verlagsherstellung: Rita Brosius (Ltg.), Romy Alig, Susanne Beeh
Litho: tiff.any, Berlin
Druck: brandenburgische universitätsdruckerei, potsdam

ISBN: 978-3-7471-0407-1

Wir haben für dieses Buch 100 % Recyclingpapier und mineralölfreie Druckfarben verwendet. Stiftung Warentest druckt ausschließlich in Deutschland, weil hier hohe Umweltstandards gelten und kurze Transportwege für geringe CO_2-Emissionen sorgen. Auch die Weiterverarbeitung erfolgt ausschließlich in Deutschland.